PEPARS

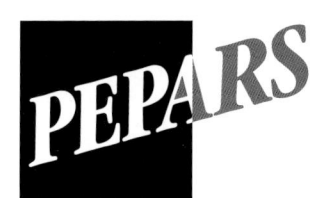

【ペパーズ】
編集企画にあたって…

　PEPARS「口蓋裂初回手術のコツ」の特集号は，8 年前の 2006 年 9 月号にて，昭和大学名誉教授保阪善昭先生がその編集をされました．その後，取り巻く環境は少しずつ変化をみせ，日本形成外科学会では「口唇裂・口蓋裂」のガイドラインが新たに作成されて校正，印刷を待っている段階にきています．「術者の経験と勘」によるところが多く，文字にして伝授することがなかなか難しいといわれている分野にメスが入り，より客観的に再現性をもたせるサイエンスとしての動きはわれわれの分野でも不可避となってきました．本誌 PEPARS のシリーズは先見の明があり 2005 年に「明日の臨床に役立つ」ことを活字にしていくコンセプトで立ち上がった雑誌です．手術やそれに付随するノウハウを写真とともに出来るだけ客観的に伝授することの重要性をうたってきており，施設の垣根を超えたノウハウ本となっていることは周知の事実かと存じます．

　今回の特集号は「口蓋裂の初回手術マニュアル─コツと工夫─」というタイトルにさせて頂きました．口蓋裂はその手技のノウハウに加えて中長期的な経過が大切であります．Intravelar veloplasty 法，pushback 法，Furlow 法，Perko 法など以前の特集号でご執筆をお引き受け下さった先生方を中心に，現在まで中長期的視野でお仕事を続けておられる先生方にお願い致しました．さらに一期法の中長期的な臨床研究の経過や，8 年前には日本ではあまり取り上げられることのなかった two-flap 法あるいは two-flap 変法を新たに取り入れて掲載致しました．Two-flap 法は，Bardach 先生ご自身が Furlow 先生よりも先にこの術式を報告しており，欧米ではかなり普及して中長期で安定した結果が報告されています．

　口唇口蓋裂治療の最前線で，臨床のみならず教育，研究にも熱心に力を注いでおられる経験豊富な先生方に，術中写真も多用した執筆をお願い致しております．今回の企画が少しでも諸先生方のお役に立てれば幸いと存じます．

　最後になりましたが，本誌編集企画にあたりお世話になりました編集主幹の百束比古先生，光嶋　勲先生，上田晃一先生に深謝を申し上げますとともに，鈴木由子様に感謝を申し上げます．

2014 年 11 月　マダガスカルにて

土佐泰祥

KEY WORDS INDEX

和 文

― あ 行 ―
intravelar veloplasty(IVV)法　26

― か 行 ―
顎発育　43
顎裂部骨移植　61
頬筋粘膜弁　1,35
研究業績　84
減張切開　19
口蓋延長　35
口蓋形成術　12,26,53,77
口蓋腱膜　19
口蓋裂　1,12,26,35,43,77
硬口蓋形成術　84
口唇顎口蓋一期形成　61

― さ 行 ―
歯槽骨膜形成術　53
歯肉骨膜形成　61
手術　12
唇顎口蓋裂　19,61
人工真皮　19
Z形成術　1,12,26,53

― た 行 ―
長期経過　12
two-flap 変法　26
two-flap 法　26

― な 行 ―
軟口蓋形成術　84
二段階口蓋形成術　84
粘膜骨膜弁変法　43

― は 行 ―
鼻咽腔閉鎖機能　43,77
鼻咽腔閉鎖不全　53
ファーロー法　1,12,19,53,61
プッシュバック法　43,53
ペルコ法　84

― や 行 ―
翼突鈎線状骨折　19

― ら 行 ―
臨床評価　84
裂幅が広い口蓋裂　1

欧 文

― A・B ―
alveolar bone grafting　61
artificial dermis　19
buccinator musculomucosal flap　1,35

― C・D ―
cleft lip and palate　19,61
cleft palate　1,12,26,35,43,77
clinical evaluation　84
closure of hard palate　84
closure of soft palate　84
double opposing Z-plasty　1,12,53,61

― F・G ―
Furlow palatoplasty　1,12,19,53
gingivoperiosteoplasty ; GPP　53,61
growth of maxilla　43

― H・I ―
hamulus infracture　19
intravelar veloplasty　35
intravelar veloplasty method　26

― L・M ―
long-term follow-up　12
modified mucoperiosteal flap method　43
modified two-flap method　26

― P ―
palatal aponeurosis　19
palatal lengthening　35
palatoplasty　12,26,53,77
Perko's technique　84
pushback method　43,53

― R・S ―
relaxing incision　19
research achievement　84
surgery　12

― T・V ―
two-flap method　26
two-flap palatoplasty　35
two stage palatoplasty　84
velopharyngeal function　43
velopharyngeal insufficiency　53,77

― W・Z ―
whole in one repair　61
wide cleft palate　1
Z-plasty　26

WRITERS FILE

ライターズファイル（五十音順）

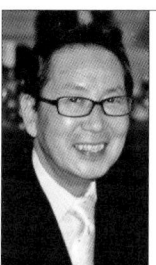

宇田川 晃一
（うだがわ あきかず）
- 1978年　千葉大学卒業
　　　　　昭和大学形成外科入局
- 1983年　今給黎総合病院形成外科
- 1986年　昭和大学形成外科
- 1988年　千葉県こども病院形成外科
- 2000年　千葉大学形成・美容外科
- 2009年　千葉県こども病院形成外科

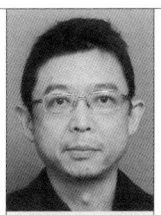

小林 眞司
（こばやし しんじ）
- 1991年　山形大学卒業
　　　　　横浜市立大学医学部附属病院，研修医
- 1993年　同大学医学部附属病院形成外科入局
- 1997年　神奈川県立こども医療センター形成外科
- 2000年　同，科長
- 2006年　ハーバード大学マサチューセッツ総合病院留学
- 2007年　横浜市立大学形成外科，助教
- 2008年　神奈川県立こども医療センター形成外科，科長
- 2010年　同，部長

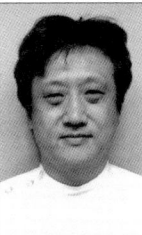

朴 修三
（ぼく しゅうそう）
- 1980年　広島大学卒業
- 1980年　東京大学医学部付属病院形成外科入局
- 1988年　聖隷浜松病院整形外科
- 1989年　静岡県立こども病院形成外科，医長
- 1998年　香川医科大学形成外科，講師
- 2000年〜　静岡県立こども病院形成外科，医長
- 2014年〜　同，副院長

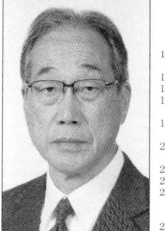

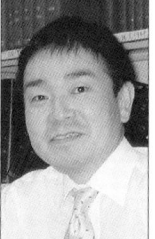

内山 健志
（うちやま たけし）
- 1973年　東京歯科大学卒業
　　　　　同大学口腔外科学第2講座入局
- 1979年　同大学口腔外科学第2講座，講師
- 1981年　歯学博士の学位受領
- 1990年　日本口腔外科学会認定制度による口腔外科指導医（第284号）
- 1999年　東京歯科大学口腔外科学第二講座，主任教授
- 2010年　第34回日本口蓋裂学会を会長として開催（北区，東京）
- 2013年　東京歯科大学，定年退職
- 2013年　東京歯科大学，名誉教授
- 2013年　Editorial Board Member of Oral Surgery, Oral Medicine, Oral Pathology, OralRadiology
- 2012年5月　Dr.Salyer, President of Cleft 2012 ICPF より Live surgery に対する Award

土佐 泰祥
（とさ やすよし）
- 1986年　昭和大学卒業
　　　　　同大学形成外科入局
- 1990年　同大学大学院修了
　　　　　帝京大学形成外科，外来医長
- 1993〜95年　米国ハーバード大学MGH 形成外科留学
　　　　　米国ボストン Shriners 熱傷病院, research fellow 兼任
- 1995年　昭和大学形成外科，助手
- 2001年　同，専任講師
- 2009年　同，准教授

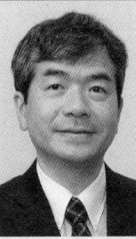

宮田 昌幸
（みやた まさゆき）
- 1987年　群馬大学卒業
　　　　　昭和大学形成外科入局
- 1994年　千葉大学形成外科，助手
- 1995-96年　豪州王立アデレード病院・小児病院, junior registrar
- 1997年　新潟大学形成外科，助手
- 2013年　同，講師

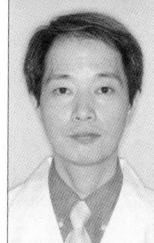

河合 勝也
（かわい かつや）
- 1988年　京都大学卒業
　　　　　同大学形成外科入局
　　　　　大阪府済生会中津病院形成外科
- 1989年　浜松労災病院形成外科
- 1990年　倉敷中央病院形成外科
- 1991年　兵庫医科大学形成外科，医員
- 1995年　京都大学形成外科，医員
　　　　　同，助手
- 2002年　田附興風会北野病院形成外科
- 2006年　京都桂病院形成外科
- 2008年　京都大学形成外科，講師
- 2011年　同，准教授

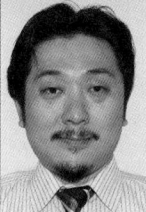

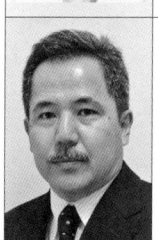

長西 裕樹
（ながにし ひろき）
- 1994年　広島学院高校卒業
- 1999年　米国コロンビア大学留学
- 2001年　同大学スーパーローテート研修
- 2003年　同大学形成外科入局
- 2004年　北里研究所病院美容医学センター
- 2005年　神奈川県立こども医療センター形成外科
- 2006年　横浜市立大学附属市民総合医療センター形成外科
- 2007年　同センター高度救命救急センター熱傷病棟
- 2009年　同センター形成外科
- 2010年　同，助教
- 2013年　済生会横浜市南部病院形成外科，主任部長代行

木村 得尚
（きむら なりたか）
- 1991年　京都大学卒業
　　　　　同大学形成外科入局
- 1992年　広島市民病院形成外科
- 2000年　同，副部長（施設責任者）
- 2012年　同，主任部長

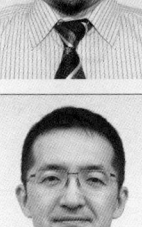

藤田 研也
（ふじた けんや）
- 1997年　信州大学卒業
　　　　　同大学形成外科入局
- 1998年　飯田市立病院形成外科
- 1999年　長野県がん検診・救急センター救急部
- 2001年　信州大学医学部附属病院形成外科
- 2002年　長野県立こども病院形成外科
- 2004年　国立病院機構長野病院形成外科，医長
- 2005年　長野赤十字病院形成外科
- 2006年　信州大学医学部附属病院形成外科
- 2008年　同，助教
- 2009年　同，講師
- 2013年　長野県立こども病院形成外科，副部長

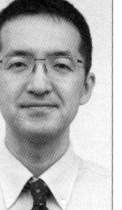

CONTENTS

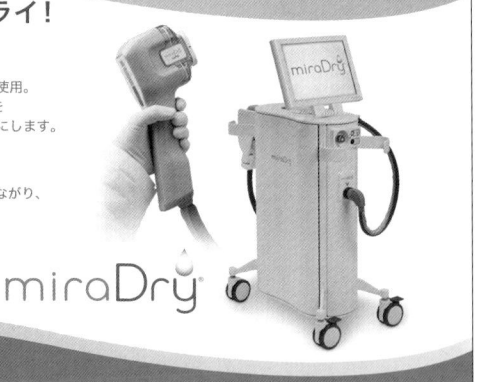

口蓋裂の初回手術マニュアル
―コツと工夫―

編集／昭和大学准教授　土佐泰祥

Furlow 法による口蓋裂初回形成術
―口蓋裂幅が広い症例に対するコツと私の工夫―……………………………小林　眞司　1
　　　裂幅が広い口蓋裂に対する Furlow 法のコツ・工夫や瘻孔に対する回避・対処方法を中心に述べた．

Furlow 法による口蓋裂初回形成術
―コツと中長期観点からの私の工夫―……………………………………宇田川晃一　12
　　　Furlow 法の長期経過とともに，本法を行うにあたり筆者が注意している点について，2006 年本誌に発表したものに追加，補足するべく，手順に沿い写真を提示しながら具体的に紹介した．

Furlow 法による口蓋裂初回形成術
―裂幅の広い場合のコツと留意点―………………………………………宮田　昌幸ほか　19
　　　口蓋裂に横径を短縮する効果のある Furlow 法を適応すると裂幅が広いほど縫合部の緊張は高まる．侵襲とのバランスの考慮が必要となるが，現在組み合わせて用いている手技について述べる．

Two-flap 変法による初回口蓋形成術―コツと工夫―……………………土佐　泰祥ほか　26
　　　Two-flap 法を基本として，軟口蓋部での Z 形成術作成と IVV 法を組み合わせた方法による初回口蓋形成術を行い比較的良好な経過を得ている．術式の詳細と症例の呈示を行う．

頬筋粘膜弁による軟口蓋鼻腔側延長を併用した
two-flap palatoplasty……………………………………………………藤田　研也ほか　35
　　　Two-flap palatoplasty に，頬筋粘膜弁による鼻腔側延長を加えた術式により，幅の広い口蓋裂でも，より確実な口蓋再建が可能となる．その実際の手技について述べる．

◆編集顧問／栗原邦弘　中島龍夫
◆編集主幹／百束比古　光嶋　勲　上田晃一

【ぺパーズ】
PEPARS No.96/2014.12◆目次

Pushback 法による口蓋裂初回形成術
―コツと中長期的観点での工夫― ……………………………………河合　勝也　43
顎発育を考慮した pushback 法として，硬口蓋前方骨膜を温存した粘膜骨膜弁法および粘膜欠損部に対する創収縮予防法を紹介し，従来の pushback 法との比較検討を行った．

様々な術式を組み合わせた pushback 法 ………………………木村　得尚　53
pushback 法による口蓋形成術時に歯槽骨膜閉鎖術や double opposing Z-plasty を同時に行う方法を報告する．

口唇顎口蓋一期法による口蓋裂初回手術
―コツと中長期的視野にたつ私の工夫― ………………………………長西　裕樹　61
片側唇顎口蓋裂に対する口唇顎口蓋一期形成法を解説する．本法の臨床成績は，従来の通説を覆す新知見が得られており，口蓋裂治療の breakthrough となる可能性を示している．

Intravelar veloplasty 法による口蓋裂初回形成術―コツと私の工夫― ……朴　修三　77
Intravelar veloplasty 法は軟口蓋部で鼻咽腔閉鎖機能に関わる筋群の後方移動と muscle sling の再建を行う口蓋裂手術方法である．

Perko 法による二段階口蓋裂形成術，続報 ………………………内山　健志ほか　84
前報(PEPARS No.11 特集「口蓋裂初回手術のコツ」)より深く掘り下げた軟口蓋形成術におけるコツ，さらに negative 臨床データについて読んでいただき，本手術の特徴と実態を知っていただけたら幸甚と存じます．

| ライターズファイル……………………………前付 3
| Key words index………………………………前付 2
| PEPARS　バックナンバー一覧 ……………97
| PEPARS　次号予告 …………………………98

「PEPARS®」とは Perspective Essential Plastic Aesthetic Reconstructive Surgery の頭文字より構成される造語．

全日本病院出版会のホームページに "きっとみつかる特集コーナー" ができました!!

- 学会売上好評書籍のご案内や関連特集本コーナーで欲しい書籍が見つかりやすくなりました。
- 定期雑誌の最新号や、新刊書籍の情報をすばやくお届けします。
- 検索キーワードの入力でお探しの本がカンタンに見つかる、便利な「検索機能」付きです。
- 雑誌・書籍の目次、各論文のキーポイントも閲覧できます。

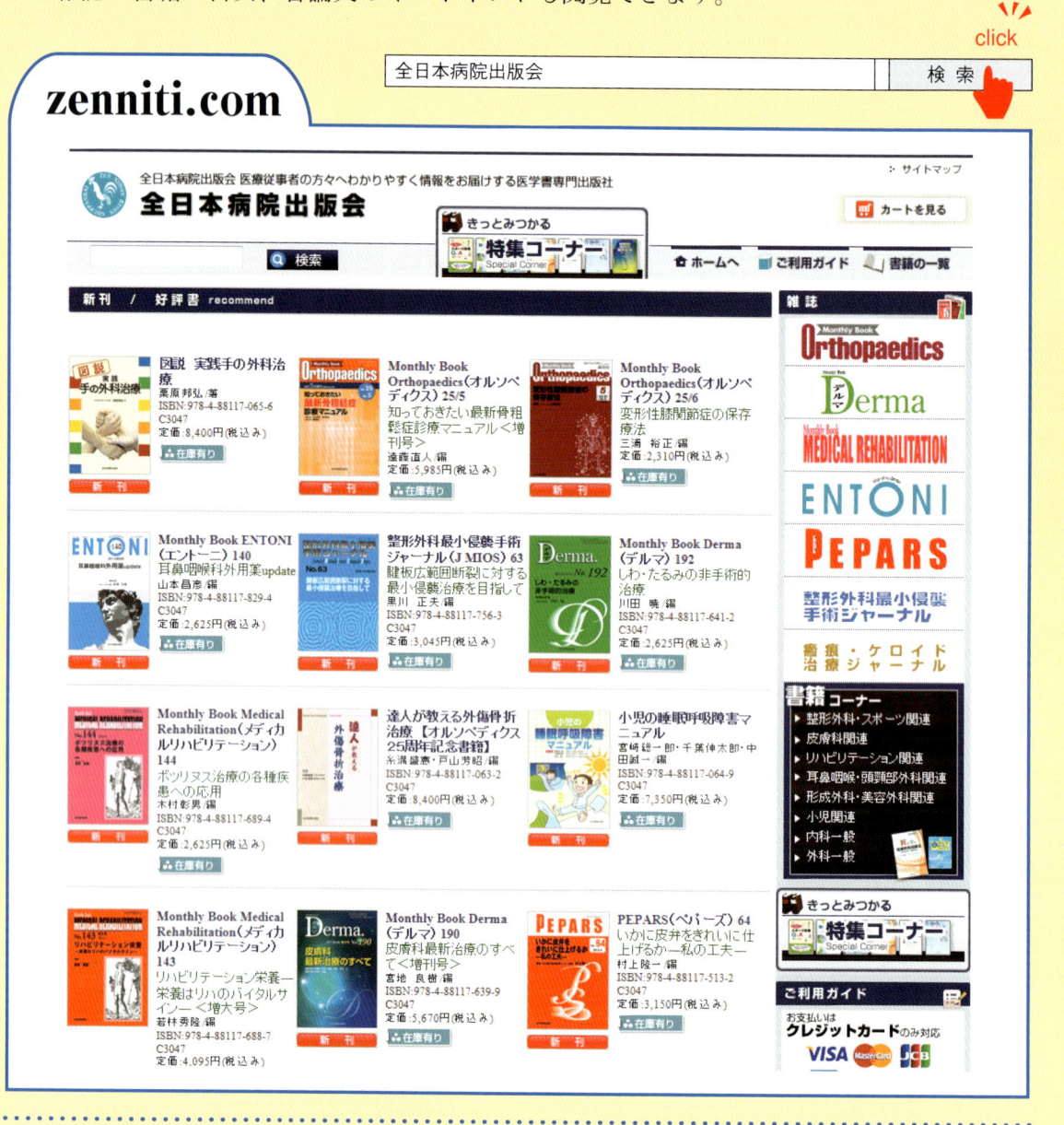

zenniti.com

全日本病院出版会　〒113-0033　東京都文京区本郷 3-16-4　Tel:03-5689-5989
http://www.zenniti.com　Fax:03-5689-8030

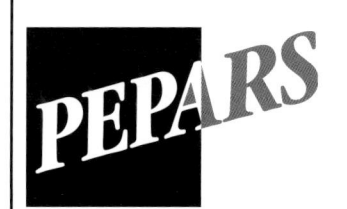

◆特集/口蓋裂の初回手術マニュアル―コツと工夫―

Furlow 法による口蓋裂初回形成術
―口蓋裂幅が広い症例に対するコツと私の工夫―

小林　眞司*

Key Words：口蓋裂(cleft palate)，ファーロー法(Furlow palatoplasty)，Z 形成術(double opposing Z-plasty)，裂幅が広い口蓋裂(wide cleft palate)，頰筋粘膜弁(buccinator musculomucosal flap)

Abstract　Furlow 法は安定して良好な顎発育と言語成績を得ることができるが，口蓋裂幅が広い症例では口蓋裂を閉鎖できない場合や粘膜欠損を生じることが危惧される．しかし，様々な手技を駆使することにより，粘膜欠損なく閉鎖することが可能である．特に頰筋粘膜弁(buccinator musculomucosal flap；BMMF)は有効な手技であり，瘻孔に対しても対処することができる．

はじめに

Furlow 法は顎発育抑制を最小限に抑え，かつ良好な言語成績を獲得することができる術式であり[1〜3]，口蓋傾斜の高低差を利用して左右の粘骨膜を縫合することで粘骨膜欠損のない口蓋が再建される[2]．しかし，口蓋裂幅が広い症例では左右の粘骨膜を縫合することが難しいため工夫が行われているが[3〜5]，粘膜欠損を生じることもある[5]．本稿では，口蓋裂幅の広い症例を中心に手術のコツ・工夫や瘻孔に対する回避・対処方法などを中心に述べる．なお，写真・図は術者が術野を見ている視点で掲載した．

手術時期と適応

言語の悪癖がつく前のできるだけ早期に行うことが望ましいが，口蓋裂幅が広い場合には，縫合できないことも予想される．目安としては，上顎結節間距離に関わらず，硬口蓋後端での裂幅が 10 mm 以下であれば生後 6 か月以上 1 歳まで，10 mm より広い場合であれば 1 歳 6 か月まで，15 mm 以上の症例は 2 歳までに手術を行っている．手術の適応は，口蓋裂幅に関わらず軟口蓋長が Randall 分類 Ⅰ〜Ⅲ の症例である[6]．Randall 分類Ⅳ は頰筋粘膜弁(buccinator musculomucosal flap；BMMF)など他からの組織が必要となる[7〜10]．

手術手技

1．切開線

デザインは左右どちらでも術者がやりやすい方でよい(図は原法とは逆にデザインしている)(図 1-a)．

① 弁先端を鋭角に切開すると収縮してさらに小さくなる．したがって，少し丸みをつけてデザインする．

② 初めから粘膜弁基部の切開線を上顎結節から 10 mm 以下にならないようにし，縫合時に，徐々に切り下げていく．

③ 粘膜筋弁の先端は硬口蓋上にデザインしない．

④ 切歯孔付近では口腔側と鼻腔側を確実に分け隔てるために唇側に切開線を延長する．

⑤ はじめに鋤骨の切開は切りすぎず，鼻腔側粘骨膜を縫合する時に徐々に舌側へ切開する．

2．エピネフリンの注射

出血のコントロールが手術の成否を左右すると言っても過言ではない．手術中に鮮明な写真が撮

---

* Shinji KOBAYASHI, 〒232-8555　横浜市南区六ツ川 2-138-4　神奈川県立こども医療センター形成外科，部長

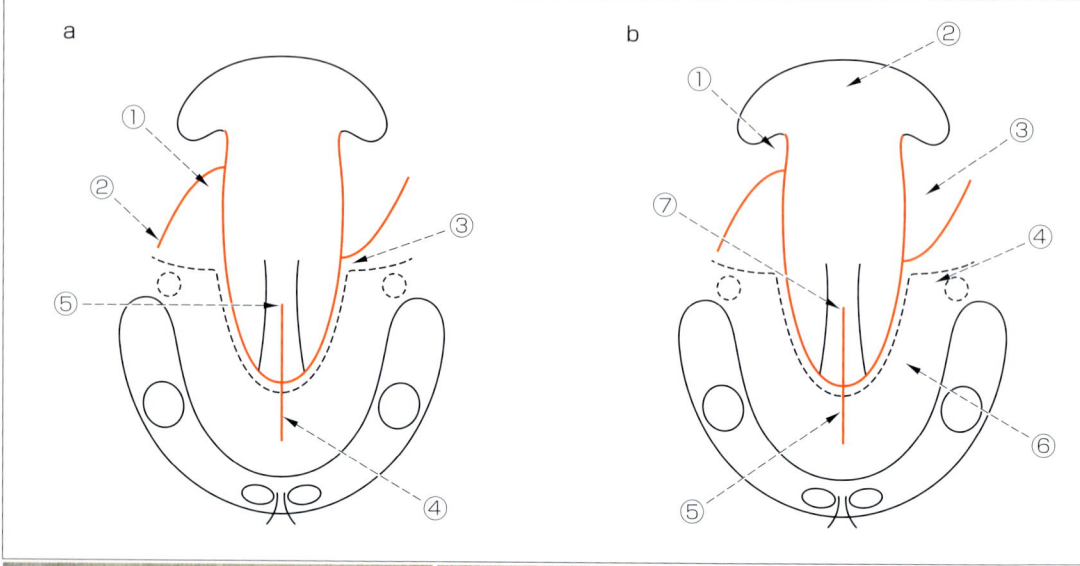

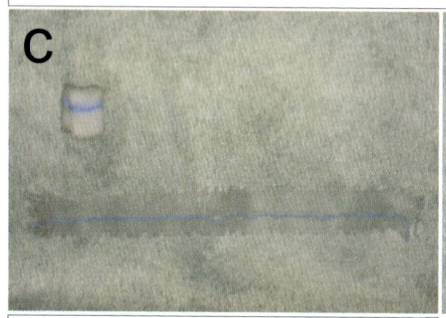

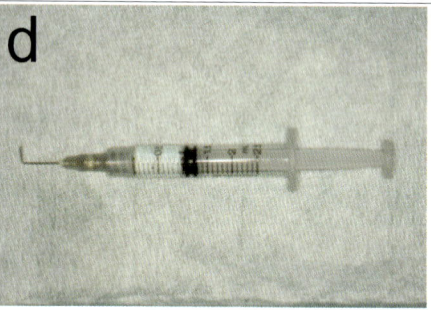

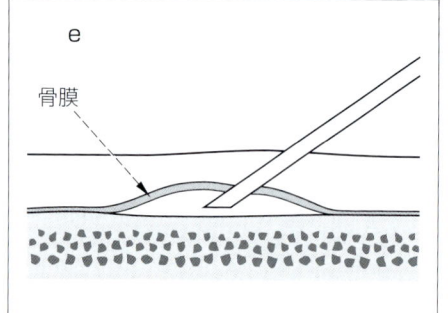

図 1.
切開線とエピネフリンの注入部位
　a：切開線のデザイン
　b：エピネフリンの注射部位
　c：鉛入りの折りたたんだ小ガーゼ(1.5×2.0 cm)
　d：切歯孔周囲に注射するために曲げられた注射針
　e：硬口蓋への注射方法

影できる程度に出血を抑える必要がある．術前のエピネフリンの注射と，術中の1～2万倍エピネフリンを染みこませた小ガーゼを効果的に使用する(図1-c)．術前の注射には40～60万倍のエピネフリンを使用する．実際には，0.5％キシロカイン®(10万倍ボスミン®含有)を4～6倍希釈して，①～⑦の部位に注射する(図1-b)．

　① 口蓋垂を腫脹させないように0.1～0.2 ml注射する．

　② 手術が容易になるように軟口蓋を伸展させるため，口蓋垂から咽頭後壁へ牽引糸をかける部分にエピネフリン含有小ガーゼ片を置く．直接粘膜下へ注射すると牽引糸がかけ難くなる．

　③ 軟口蓋への注射はあまり腫脹しないように少量を切開線上で，かつできるだけ粘膜層と剥離する層に注射する．つまり，粘膜筋弁(図1-bの右側)では鼻腔側粘膜に近い筋層，粘膜弁(図1-bの左側)では筋膜上に注射する．

　④ 大口蓋動脈周囲の骨膜下．

　⑤ 切歯孔周囲の骨膜下へは曲げた注射針が便利である(図1-d)．

　⑥ 硬口蓋の骨膜下．

　⑦ 鼻中隔の粘骨膜下．

　④～⑦の骨膜下へは針先を骨にあて，エピネフ

図 2.
Furlow 法の手術手技

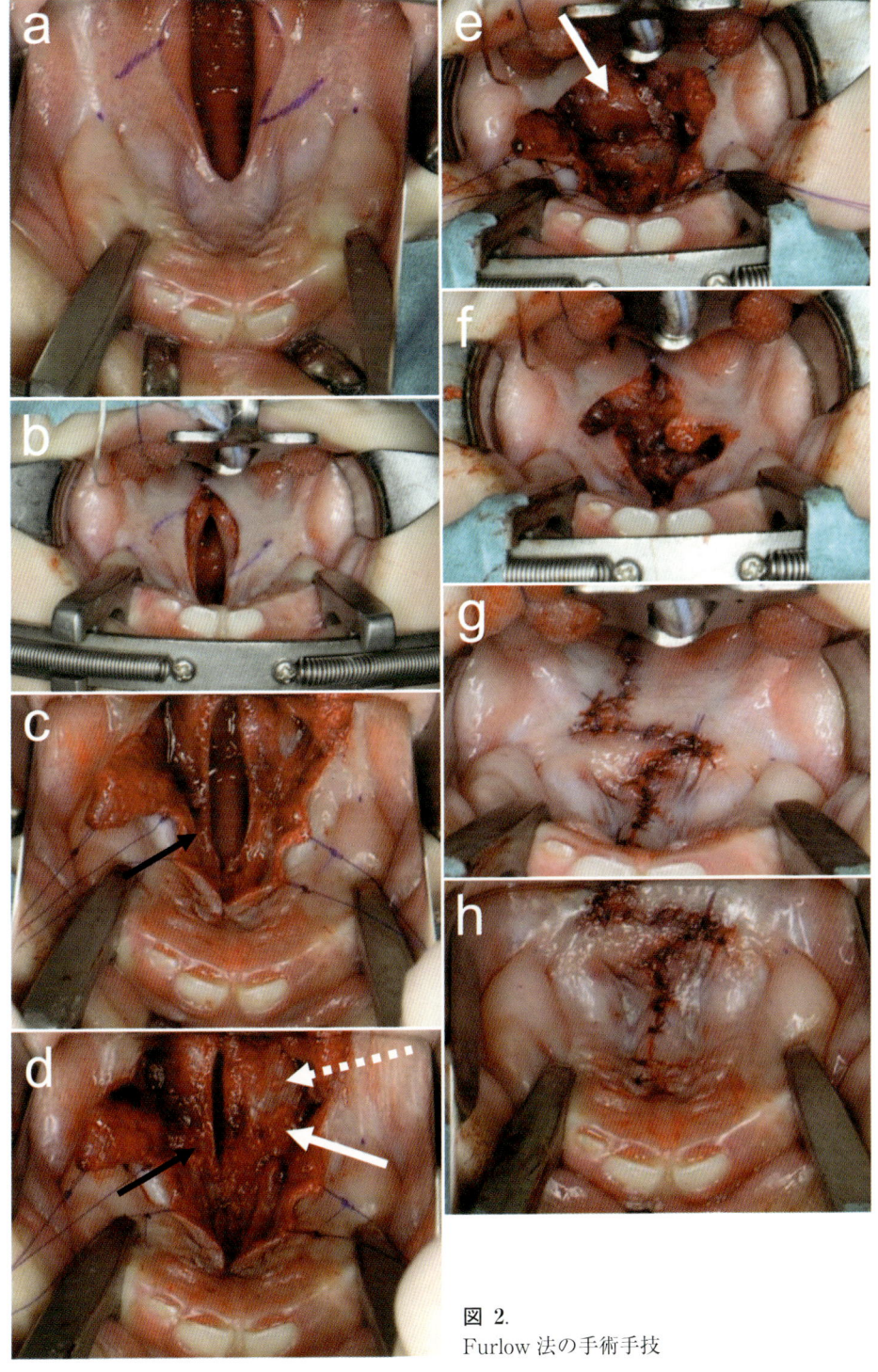

a：デザイン
b：口蓋垂牽引．口蓋垂を咽頭硬壁へ糸で牽引し，軟口蓋に緊張をかける．
c：左鼻腔側粘膜(筋)弁の作製．硬口蓋後端に付着する口蓋帆挙筋が確認できる(黒矢印)．
d：左右鼻腔側粘膜(筋)弁の作製．左側口蓋帆挙筋を硬口蓋後端から切離(黒矢印)．右側粘膜筋弁の基部は全層で筋体を付け(白矢印)，遠位部は厚さ1～2mm程度付ける(白矢点線)．
e：鼻腔側粘膜の縫合．左側粘膜筋弁が確認できる(白矢印)．
f：左右口蓋帆挙筋の再建
g，h：口腔側粘膜の縫合
(文献11：小林眞司：胎児診断から始まる口唇口蓋裂．メジカルビュー，2010．より引用)

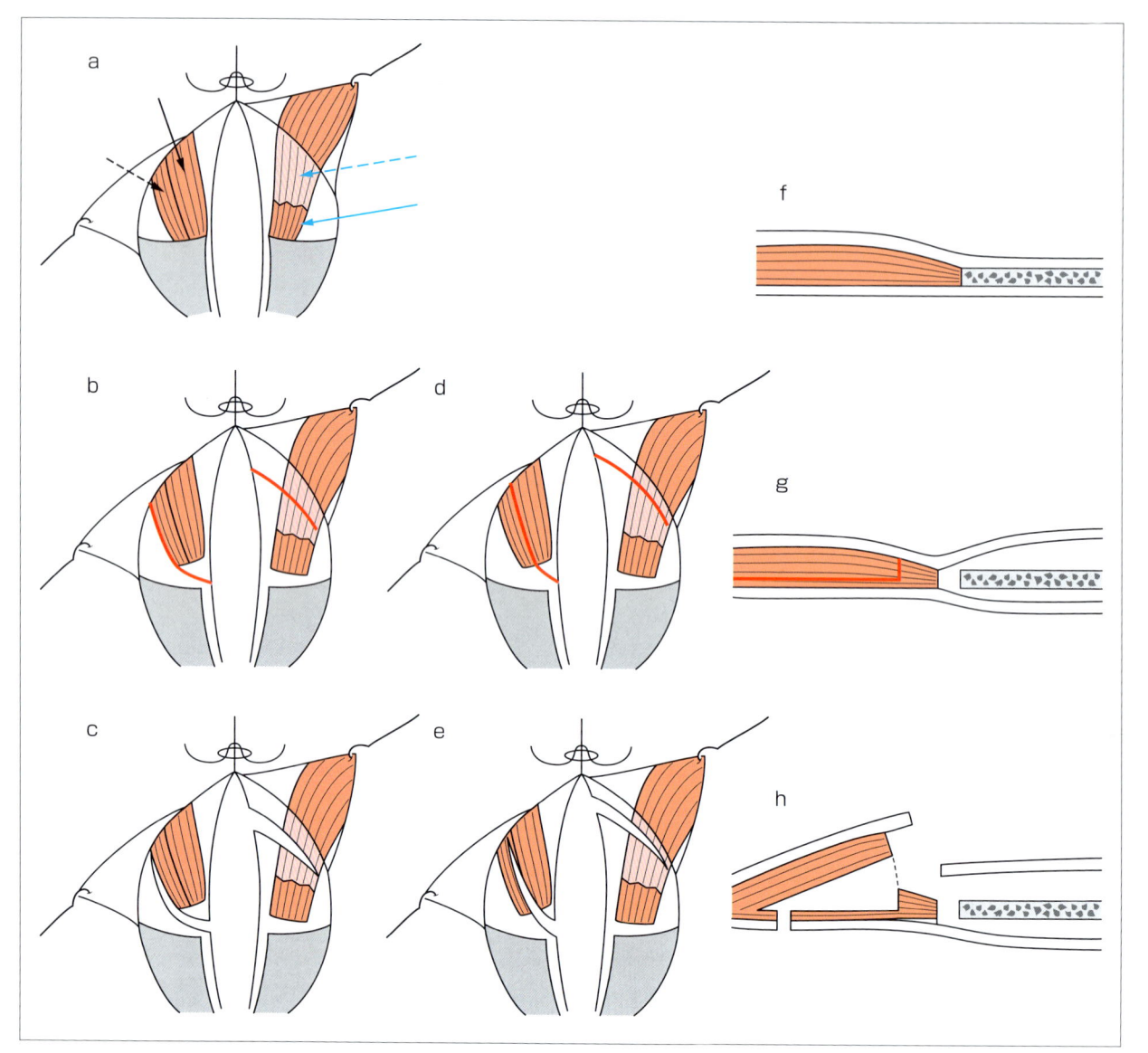

図 3. 鼻腔側粘膜(筋)弁の作製
　a：口蓋帆挙筋の処理．左側の硬口蓋後端に付着する口蓋帆挙筋(黒点線矢印)と口蓋咽頭筋(黒矢点線)を露出する．右側の口蓋帆挙筋と口蓋咽頭筋は弁基部では全層で付け(青矢印)，弁遠位部では厚さ1～2 mm 程度付ける(青点線矢印)．
　b，c：口蓋裂幅が狭い場合の鼻腔側粘膜(筋)弁の作成．左側では口蓋帆挙筋と口蓋咽頭筋を弁に含める．
　d，e：口蓋裂幅が広い場合の鼻腔側粘膜(筋)弁の作製．左側では口蓋帆挙筋のみを弁に含める．
　f～h：右側の口蓋帆挙筋の断面図

リンによって骨から骨膜が剥離されるイメージで行う(図1-e)．①～⑦の場所に注射すると合計で約 5 ml 程度である．

3．鼻腔側粘膜の処理

A．鼻腔側の粘膜筋弁の作製

まず，口蓋裂の辺縁から口蓋帆挙筋と口蓋咽頭筋の筋膜上を剥離して口腔側の粘膜弁を挙上する(図 2-c，図 3-a，図 4)．次に硬口蓋の鼻腔側の粘骨膜下を剥離しながら，硬口蓋後端の筋付着部分を切離する(図 2-d，図 3-b, d)．そして，口蓋裂幅が狭い場合には，口蓋帆挙筋と口蓋咽頭筋を含むように粘筋膜弁を作製する(図 3-b, c)．一方，口蓋裂幅が広い場合には，口蓋帆挙筋と口蓋咽頭筋の間を切開して鼻腔側粘膜筋弁を作製する(図 3-

d, e)[11]．Furlow は口蓋帆挙筋だけでなく口蓋咽頭筋と口蓋帆張筋腱膜も含むように報告しているが[5]，筆者は口蓋裂幅が広く，粘筋膜弁が大きくなりすぎて縫合できなくなる可能性がある時には口蓋帆挙筋だけを弁に含ませている（図 3-d, e）．

B．鼻腔側粘膜弁の作製

筆者は鼻腔側粘膜は極めて薄いために原法のように粘膜だけでは弁の遠位端が壊死になる可能性が高く，筋体の一部を付けている．まず，硬口蓋の鼻腔側の粘骨膜下を剥離して硬口蓋後端の筋付着部分を切離した後に，弁の基部に相当する部分（3〜5 mm 程度）は全層で口蓋帆挙筋と口蓋咽頭筋の筋体を弁側に付け，それより遠位部は厚さ 1〜2 mm 程度付ける（図 2-c, d，図 3-a〜h）．

4．視野確保のための牽引糸の使用

鼻腔側の視野確保のために，口腔側の硬口蓋粘骨膜に 1〜2 糸と軟口蓋の弁先端に牽引糸をかける．この操作により 1 人でも手術が可能である（図 2-c〜e，図 5-b〜d）．

5．骨膜下剥離

口蓋裂幅が広い症例で左右粘骨膜を直接縫合することが難しい場合は，粘骨膜の伸展を最大限に利用するために可能な限り骨膜下剥離を行う．口

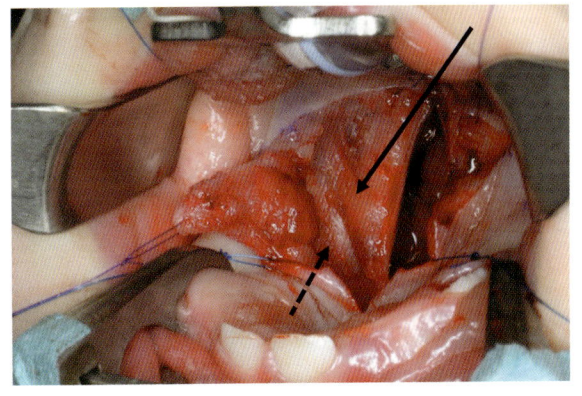

図 4．口蓋帆挙筋と口蓋咽頭筋
口蓋帆挙筋（黒矢印），口蓋咽頭筋（黒点線矢印）
（文献 11：小林眞司：胎児診断から始まる口唇口蓋裂．メジカルビュー，2010．より引用）

腔側では歯頸部付近まで骨膜下剥離を行い，硬口蓋周囲の鼻腔側では盲目的操作になるが確実に硬口蓋から剥離し，軟口蓋周囲では翼突鈎は破折せず，蝶形骨翼状突起内側板を左右の鼻腔側粘膜が直接縫合できるまで頭側へ剥離する．この剥離は最小限にするように心掛け，特に翼突鈎周囲の口蓋帆張筋腱膜への侵襲はなるべく避けている．口蓋帆張筋腱膜の切断により耳管機能が低下すると考えられるからである[12]．

6．鋤骨粘骨膜の利用

口蓋裂幅が広い症例では鋤骨粘骨膜の中央部を切開し観音開きにして鼻腔側の閉鎖に使用する

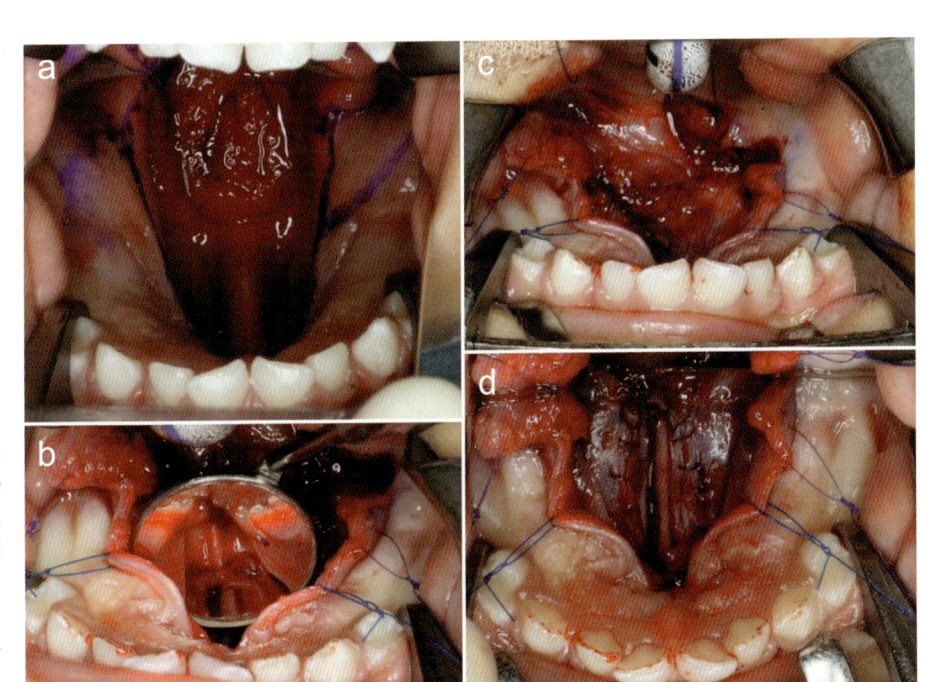

図 5．デンタルミラーの使用
 a, b：開口が不十分な症例では切歯孔周囲の唇側視野が悪いためにデンタルミラーの使用が効果的である．
 c, d：鼻腔側縫合後．粘（骨）膜を直接縫合した．

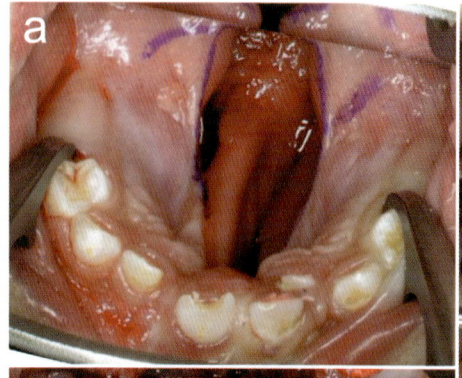

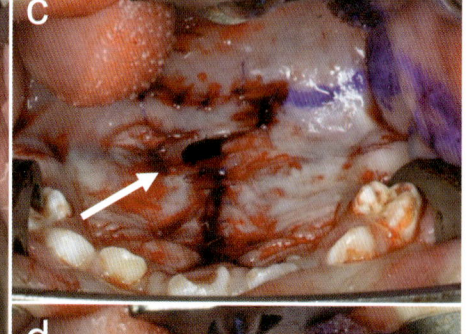

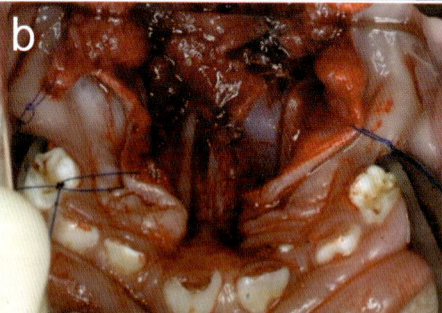

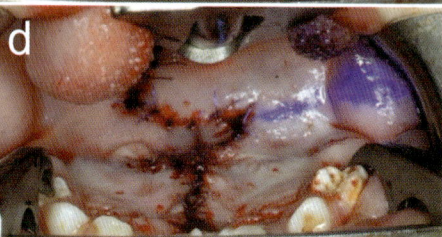

図 6.
口腔側粘(骨)膜の伸展のための仮縫合
 a：両側唇顎口蓋裂．術前
 b：鼻腔側粘膜の縫合終了時
 c：口腔側粘膜の縫合．仮縫合の糸(白矢印)
 d：口腔側粘膜の縫合終了時

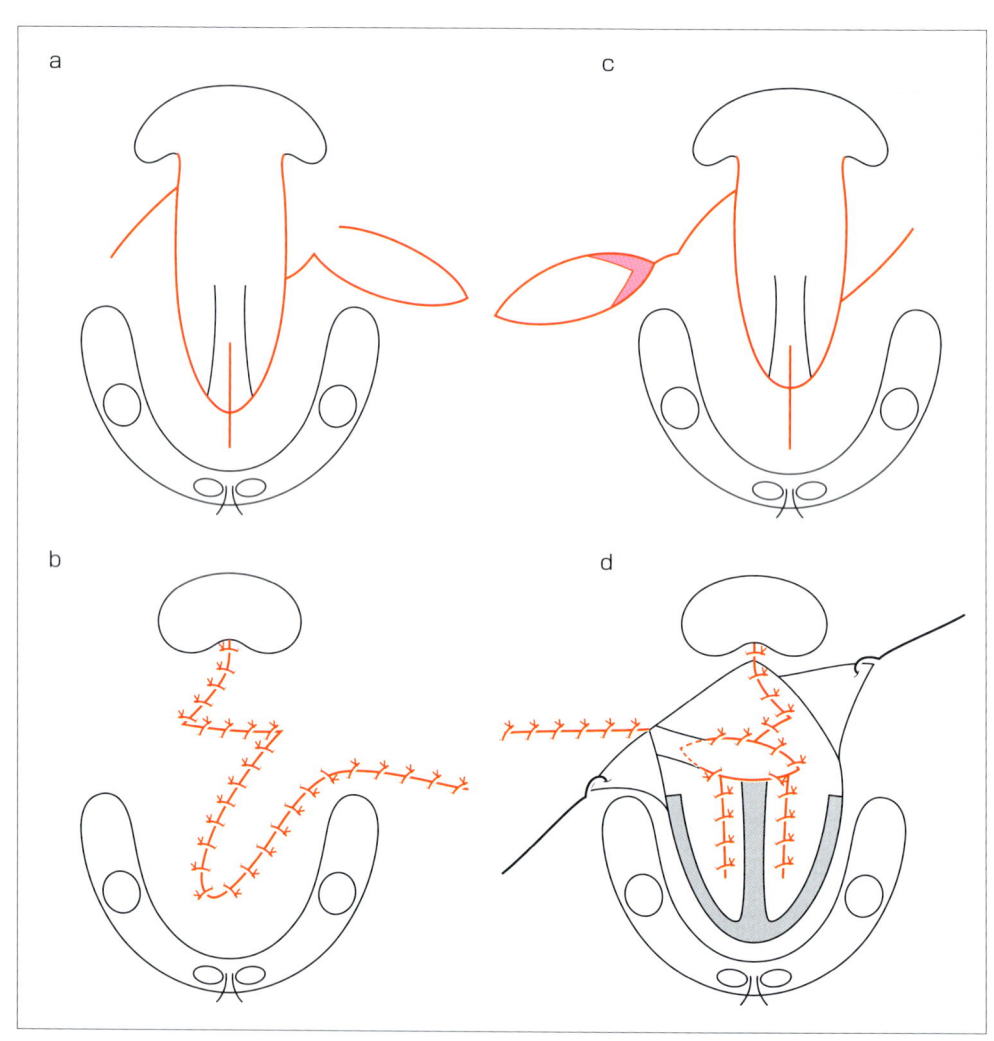

図 7．Furlow 法初回手術における BMMF を組み合わせたデザイン
 a：BMMF を口腔側に使用する場合のデザイン　　b：口腔側の縫合終了時
 c：BMMF を鼻腔側に使用する場合のデザイン　　d：鼻腔側の縫合終了時

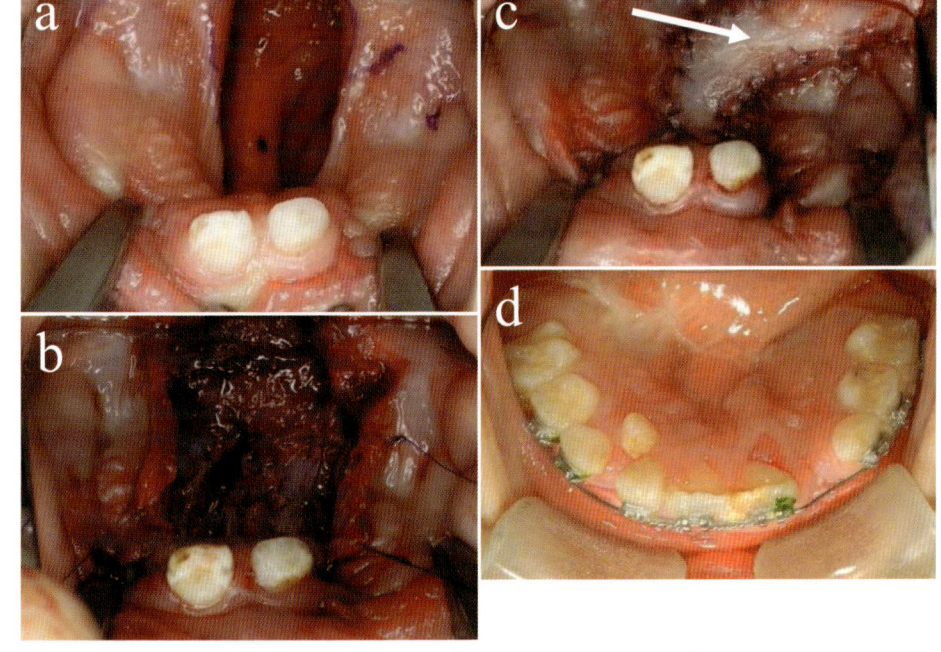

図 8. Furlow 法初回手術における BMMF の使用
a：両側唇顎口蓋裂．術前
b：鼻腔側粘膜の縫合終了時
c：口腔側の縫合終了時．口腔側に使用した BMMF（白矢印）
d：矯正治療中

（図 5-d，図 6-b，図 8-b）．口腔側の閉鎖に細長い粘骨膜弁として使用すれば遠位端は壊死するばかりか鼻腔側を閉鎖する粘骨膜も不足してしまうためである．両側唇顎口蓋裂に限っては，1：1〜1：2 までの粘骨膜弁として口腔側に使用することがある．

7．デンタルミラーの使用

唇側の切歯孔周囲の剝離は視野が確保できないため，デンタルミラーの使用が効果的である（図 5-a〜d）．特に開口困難な症例では有用である．デンタルミラーを見ながら，唇側の口腔側と鼻腔側粘骨膜を確実に分断し縫合することで瘻孔を防ぐことができる（図 5-b）．

8．口腔側粘（骨）膜の伸展のための仮縫合

口蓋裂幅が広すぎて，硬口蓋の後端周囲など左右の口腔側粘（骨）膜が縫合できない時は，緊張が強い場所に仮縫合をかけておき，粘（骨）膜を伸展させておく（図 6-c）．その間に他の部位を本縫合しておく．本縫合糸は吸収糸を用いるが，慣れていない場合にはモノフィラメントは解けやすいため撚り糸が推奨される．一方，仮縫合糸を撚り糸にすると締めすぎて左右粘（骨）膜が裂ける恐れがあるためにモノフィラメントを使用している．

9．BMMF の使用

Furlow は軟口蓋の鼻腔側が閉鎖できずに小さな欠損が残った場合には鋤骨粘骨膜弁を，広い場合には上方茎の咽頭弁の使用を，軟口蓋の口腔側の閉鎖には弁基部の back cut を報告している．一方，硬口蓋が閉鎖できない場合には同側の鼻腔粘骨膜と口蓋粘骨膜を縫合する Picher 法もしくは片側硬口蓋全体の島状粘骨膜弁を報告しているが，それらでも閉鎖できない時には，BMMF の使用に言及している[5]．

筆者は Picher 法や島状粘骨膜弁は粘膜上皮欠損を生じるために行っておらず，BMMF を使用している（図 7-a〜d）．口蓋裂幅が広い症例で術中に閉鎖できなくなった場合，すでに粘骨膜下の空隙が広範囲になり対応できる手技は極めて限られているからである．しかし，実際には最近 6 年間で初回に BMMF を口腔側に使用した症例は両側唇顎口蓋裂の 1 例のみで，硬口蓋後端付近ではなく切歯孔周囲の裂幅が広い症例であった（図 8）．一方，これまで初回口蓋形成時に鼻腔側に BMMF を使用した例はない（図 7-c, d）．この理由は鼻腔側では鋤骨の粘骨膜を利用できることと

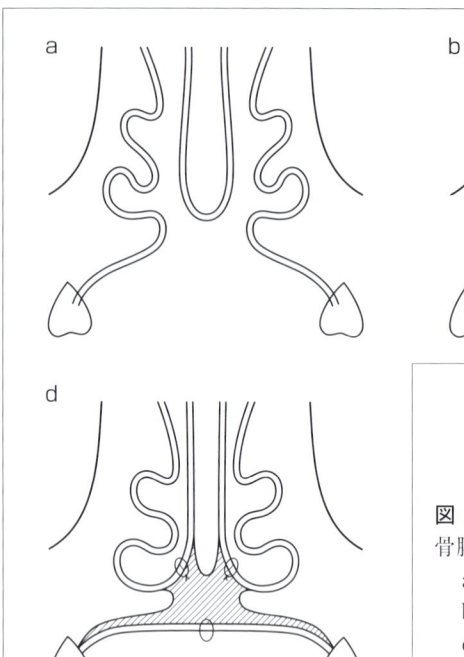

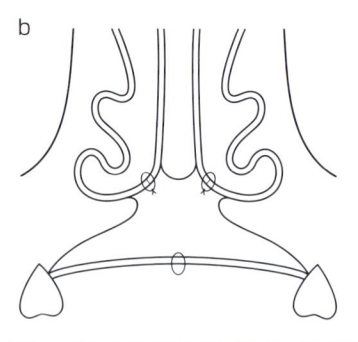

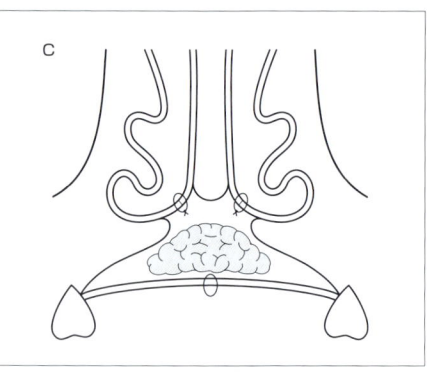

図 9.
骨膜下瘢痕のメカニズム
 a：術前の口蓋断面
 b：術直後の断面
 c：Furlow 法で生じた空隙に生じた出血
 d：骨膜下瘢痕の形成（斜線部）

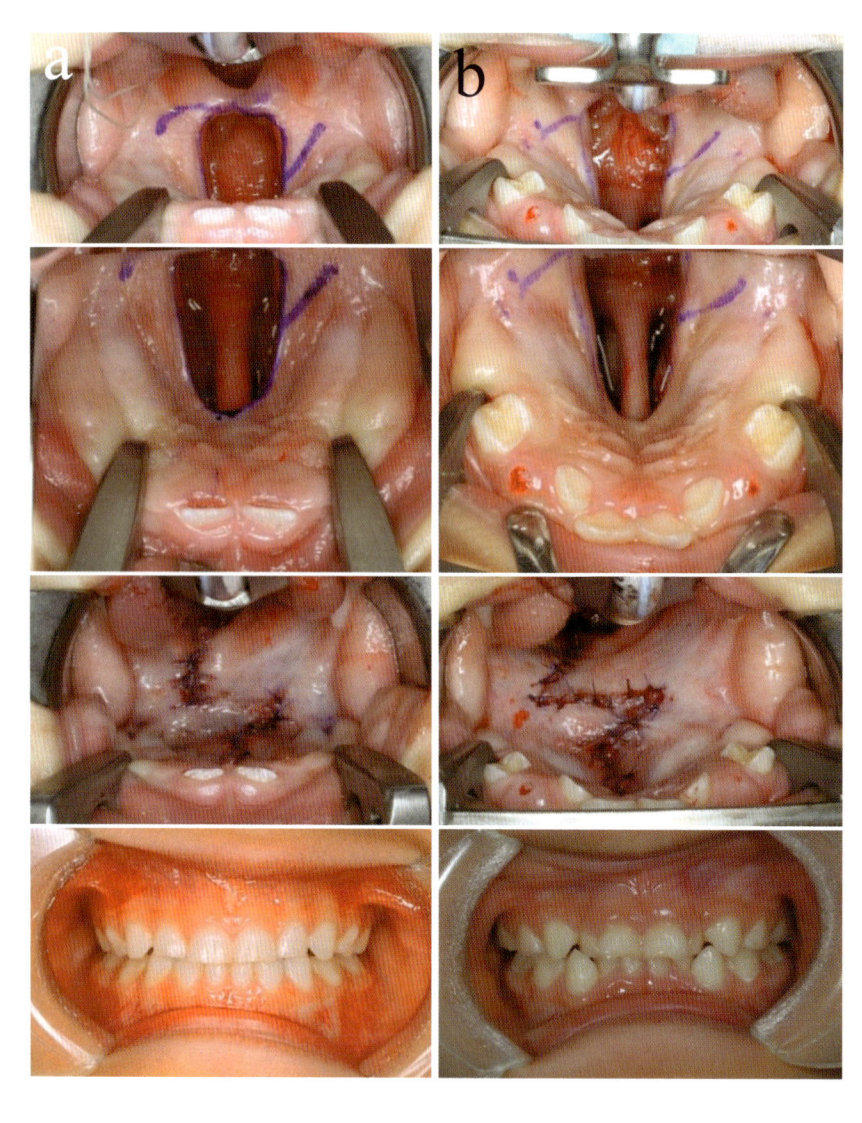

図 10.
口蓋裂幅の広い症例の顎発育
 a：症例 1：硬口蓋後端幅は 14 mm であったが，良好な顎発育を示した．
 （文献 11：小林眞司：胎児診断から始まる口唇口蓋裂．メジカルビュー，2010．より引用）
 b：症例 2：硬口蓋後端幅は 10 mm であったが，良好な顎発育を示した．

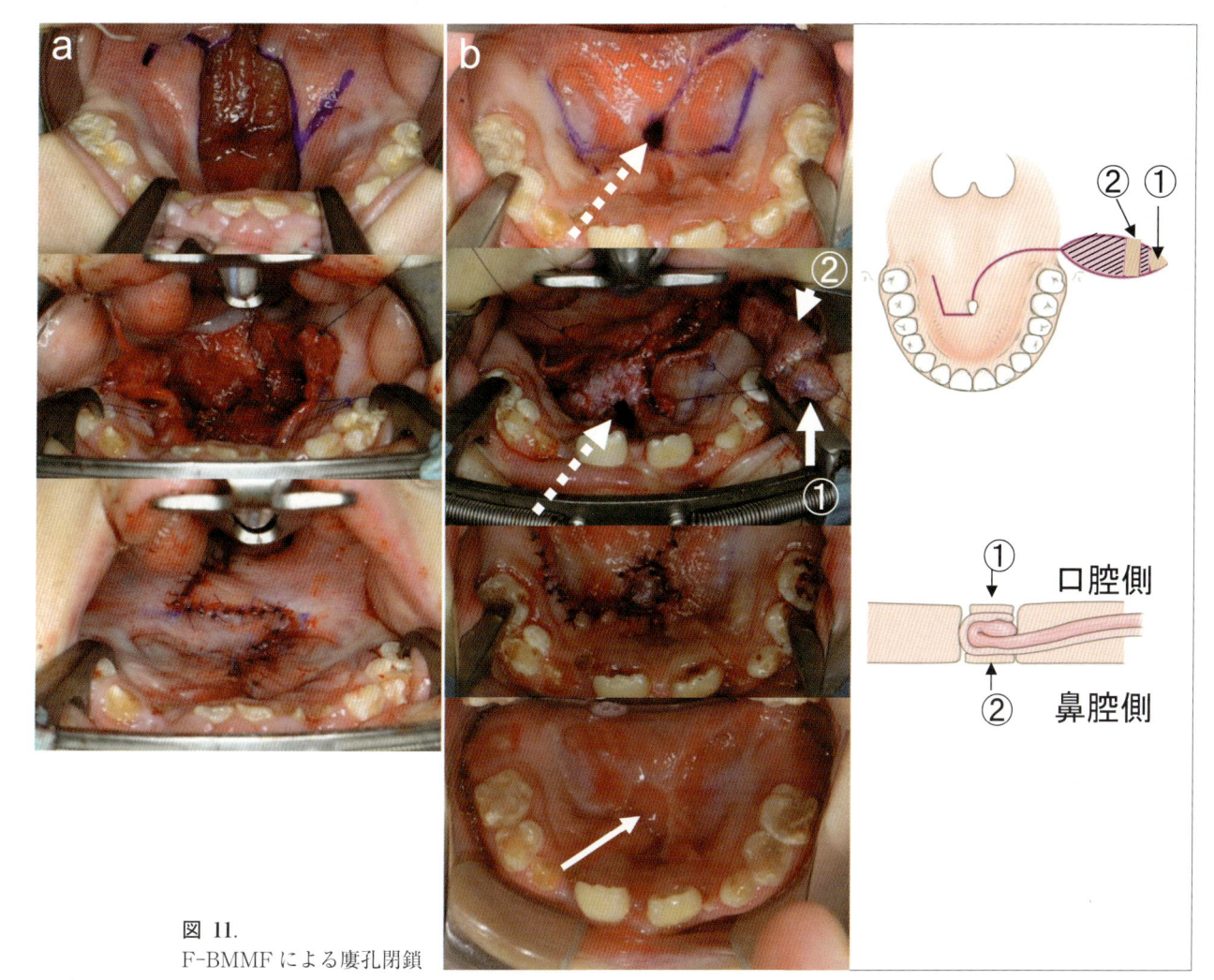

図 11.
F-BMMF による瘻孔閉鎖
a：口蓋裂幅は 17 mm であったが，Furlow 法を行った．
b：術後に瘻孔（白点線）を生じ，F-BMMF による瘻孔閉鎖を行った．F-BMMF は 2 か所に島状の粘膜を残し（①②矢印），他は粘膜上皮のみ切除した（斜線部）．瘻孔は閉鎖され，F-BMMF の遠位端粘膜の良好な血行が確認される（白矢印）．

(Kobayashi, S., et al.：The folded buccal musculomucosal flap for large palatal fistulae in cleft palate. Plast Reconstr Surg Global Open. 2014 Mar 6；2(2)：e112.doi：10.1097/GOX.0000000000000058.eCollection 2014.より引用)

口腔側粘骨膜と比較して柔らかく伸展するからであると思われる．

10．術後の処置

口蓋裂幅が広い症例では術直後は粘膜の緊張が強いために胃管を挿入しておく．目安としては口蓋裂幅が 10 mm 以下で 1 週間，10 mm を超えたら 10 日間程度である．

合併症と回避方法

1．骨膜下瘢痕

縫合部は全て線状の瘢痕となるために，顎発育の抑制は，粘（骨）膜欠損による面状の瘢痕に比べて少ないため，口蓋裂幅が広い症例でも顎発育は悪くなく（図 9-a，b），矯正歯科治療の適応となった症例にも良好な反応を示している．その反面，口蓋裂幅が広い症例では骨膜下に大きな空隙ができる．経月・経年的に粘骨膜は骨へ戻り，最終的に空隙はなくなるわけであるが，その過程において，出血などが生じると骨膜下瘢痕となり，顎発育抑制の原因の 1 つとなるのではないかと推測している（図 10）．骨膜下の瘢痕を軽減させるために骨膜下の出血は丁寧に止血し，横口蓋縫合などの

縫合線付近の止血は特に念入りに行っている．

2．瘻孔への対処

口蓋裂幅が広い症例に対して Furlow 法後に瘻孔が発生した場合，口蓋粘膜の緊張が強いために周囲組織の余裕がなく，他の口蓋形成術により生じた瘻孔と比較して閉鎖が困難であると推測される．BMMF は有効な閉鎖法の一つであるが，口腔側に使用した場合，弁基部が臼歯に接触する可能性があり，そのような場合には接触解除の手術を行う必要がでてくる．我々は，その欠点を解決するために折りたたみ BMMF(F-BMMF) を考案した（図 11-a, b）．この方法は一度の手術で済み，舌弁の使用を考えるような大きな瘻孔にも用いることができる．

結　果

2008 年から 3 年間に本法を連続した単独口蓋裂 62 例に行った．このうち多発奇形を合併した口蓋裂幅 13 mm の 1 症例に瘻孔を生じた．発達遅滞や難聴など 21 例を除く 41 例の 4 歳時の言語評価では，良好 33 例(80.5%)，ごく軽度不全 6 例(14.6%)，軽度不全 2 例(4.9%)，不全 0 例(0%)であった．ごく軽度不全症例では日常的に不自由がなく再手術を行わなかったが，軽度不全例では再手術を行った．

考　察

口蓋裂幅の広い症例でも躊躇なく Furlow 法を行うため，BMMF の習熟が必要であると考えている．実際にはほとんど使用することがないものの，いざとなったら使用できるという術中の安心感を得ることで Furlow 法の様々な手技に対して余裕も生まれる．

筆者は，Furlow 法の適応を Randall 分類Ⅲまでとしているために，裂幅の広い症例でも言語評価はほぼ満足し得るものである．また，口腔・鼻腔側の粘（骨）膜を直接縫合しているために裂幅の広い口蓋裂でも瘻孔が生じ難い．7～10 日目頃に硬口蓋後端の口腔側粘膜の緊張が強い部分が血行不全により口腔側粘膜の一部が壊死して 3～5 mm の穴が開いた症例が 2～3 例見られたが自然閉鎖したため，最終的には瘻孔を生じた症例はなかった．鼻腔側が異物なく完全に閉鎖されているため，口腔側も自然治癒したと思われる．

一方，顎発育に関しては口蓋裂幅が広い症例の方が，前歯反対咬合の発生率が高い傾向にあり，硬口蓋の骨膜下瘢痕の影響が疑われた．今後，セファロ分析により比較検討する予定である．また，口蓋裂幅が広い症例では狭い症例よりも蝶形骨翼状突起内側板や翼突鈎周囲の剥離が広範囲に及ぶため，口蓋帆張筋腱膜への侵襲による耳管機能低下が懸念される[12]．今のところ，広い症例が狭い症例と比べて滲出性中耳炎が遷延している傾向はないが，術前発生率と術後の消退率を検討する予定である．

まとめ

口蓋裂幅の広い症例は，様々な工夫を駆使しながら Furlow 法を行い，さらに BMMF を組み合わせることで口蓋を閉鎖することができ，結果もほぼ満足すべきものであった．

参考文献

1) Millard, D. R. Jr.：Cleft Craft Vol. 3. Little, Brown, Boston, p519-520, 1980.
   Summary　Southeastern Society of PRSurgeons meeting 1978 にて発表した double opposing Z-plasty を記載．
2) Furlow, L. T. Jr.：Cleft Palate repair by double opposing Z-plasty. Plast Reconstr Surg. 78(6)：724-738, 1986.
   Summary　Furlow 法の手技を詳細に記載．
3) Randall, P., LaRossa, D., Solomon, M., Cohen, M.：Experience with the Furlow double-reversing Z-plasty for cleft palate repair. Plast Reconstr Surg. 77(4)：569-576, 1986.
   Summary　Furlow 法に鋤骨弁や咽頭弁などを組み合わせた術式を報告．
4) 宇田川晃一：【口蓋裂初回手術のコツ】Furlow 法．PAPERS. 11：7-13, 2006.
   Summary　Furlow 法のコツと裂幅の広い口蓋裂

に対する独自の工夫を報告．

5) Furlow, L. T. Jr. : Cleft Palate repair by double opposing Z-plasty. Operat Tech Plast Rreconstr Surg. **2**(4) : 223-232, 1995.
   Summary　Furlow 自身が裂幅の広い口蓋裂に対する各種の工夫を記載し，BMMF についても言及．

6) Randall, P. : Palatal length in cleft palate as a predictor of speech outcome. Plast Reconstr Surg. **106** : 1254-1259, 2000.
   Summary　軟口蓋長をアデノイドなど周囲組織との相対的な関係から 4 つに分類し，その結果を報告．

7) Mukherji, M. M. : Cheek flap for short palates. Cleft Palate J. **6** : 415, 1969.
   Summary　軟口蓋が短い症例に対して，Wardill 法に頬粘膜弁を鼻腔及び口腔側に使用した術式を報告．

8) Kaplan, E. N. : Soft palate repair by levator muscle reconstruction and a buccal mucosal flap. Plast Reconstr Surg. **56** : 129-136, 1975.
   Summary　口蓋裂単独症例と片側・両側唇顎口蓋裂に対して，頬粘膜弁を鼻腔側に使用した術式を詳細に報告．

9) Bozola, A. R. : The buccinator musculomucosal flap : anatomic study and clinical application. Plast Reconstr Surg. **84** : 250-257, 1989.
   Summary　BMMF の血行について屍体を用いて詳細に記載し，口腔側に使用した術式を報告．

10) Karo, M. : A T-shaped musculomucosal buccal flap method for cleft palate surgery. Plast Reconstr Surg. **79** : 888-896, 1987.
    Summary　BMMF を鼻腔および口腔側に使用した術式を報告．

11) 小林眞司：胎児診断から始まる口唇口蓋裂．メジカルビュー，2010．

12) Flores, R. L., Jones, B. L., Bernstein, J., Karnell, M., Canady, J., Cutting, C. B. : Tensor veli palatini preservation, transection, and transection with tensor tenopexy during cleft palate repair and its effects on eustachian tube function. Plast Reconstr Surg. **125**(1) : 282-289, 2010.
    Summary　口蓋帆張筋を処理しない群，処理した群，処理・修復した群に分けて鼓膜換気チューブ留置術の必要性を検討．処理しない群と処理・修復した群では，処理した群と比較してチューブ留置術の必要性が減弱し，口蓋帆張筋/腱膜は耳管機能にとり重要であると報告．

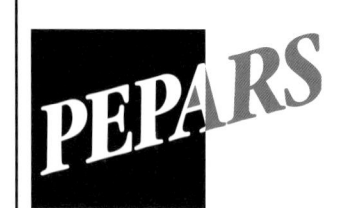

◆特集/口蓋裂の初回手術マニュアル―コツと工夫―

Furlow 法による口蓋裂初回形成術
―コツと中長期観点からの私の工夫―

宇田川　晃一*

Key Words：口蓋裂(cleft palate)，手術(surgery)，口蓋形成術(palatoplasty)，ファーロー法(Furlow palatoplasty)，Z形成術(double opposing Z-plasty)，長期経過(long-term follow-up)

Abstract　筆者は，1978 年に L. T. Furlow が発表した double opposing Z-plasty による口蓋形成術を 1989 年より軟口蓋裂など裂幅の狭いものを対象に導入し，1992 年からは術式を工夫してすべての裂型に対し施行してきた．今回は，「Furlow 法による口蓋裂初回形成術―コツと中長期観点からの私の工夫―」という点に主眼を置き，自験例の中長期経過観察の結果を報告するとともに自身の経験について紹介する．

　セファロ分析の結果から，長期の経過観察においても顎発育に対する発育抑制は少なく，Furlow 法は言語および顎発育の両面から従来用いてきた pushback 法を超えるものであると結論づけた．また，2006年に本誌上で「口蓋裂初回手術のコツ：Furlow 法」を報告したので，それに補足，追加する形で主に症例の写真を提示しながら，筆者が行っている手技を紹介する．

はじめに

　Furlow 法(以下，F 法)は，口腔側，鼻腔側各々逆向きに作成した 2 つの Z 形成術(double opposing Z-plasty)による口蓋裂に対する口蓋再建手術法であり[1～5]，大きな 2 つの Z 形成によって，口蓋延長とともに確実な口蓋筋再建を得る術式であると同時に，硬口蓋への侵襲の少なさからより良好な顎発育が期待されるなどの長所を持つ方法である．しかし，複数の大きな粘膜弁・粘膜筋弁は軟口蓋の瘢痕を多くすること，口蓋の延長効果は延長方向と直交する横方向への緊張を増すこと，また口蓋垂筋がうまく再建されないことなどの短所も指摘されていた．

　筆者は，この方法を 1989 年より軟口蓋裂など裂幅の狭いものを対象に導入し，1992 年からは術式を工夫してすべての裂型に対し施行している[6]．pushback 法(以下，PB 法)を行った症例との比較による中長期の経過観察結果を元に術式に変更を加えてきたので，それらについて触れながら，本特集の主題である「口蓋裂の初回手術―コツと工夫―」という点に主眼を置き，自身の経験について述べる．

言語成績と顎発育

1. 自験例における過去の報告のまとめ[7]

　言語成績については，F 法と PB 法を比較して，木村が 2000 年に報告した[8]．それによれば鼻咽腔閉鎖機能に関しては，F 法は PB 法と同等，構音に関しては鼻咽腔閉鎖機能良好群において F 法は PB 法より正常構音の獲得率が有意に高かった．これは上顎歯槽弓の発育が良好であることが良好な構音の獲得に寄与したのであろうと推定した．また，裂型間の差異もなかった．さらに，唇顎口蓋裂症例に対する，より長期の経過観察による正常スピーチの獲得率においても，F 法では87.5%，これに対し PB 法では 53.8%であった．

　顎発育に関しては，唇顎口蓋裂児 28 例(片側：F 法・14 例，PB 法・6 例，両側：F 法・3 例，PB

* Akikazu UDAGAWA, 〒266-0007　千葉市緑区辺田町 579-1　千葉県こども病院形成外科，部長

法・5例)について，4歳時の石膏模型による上顎歯槽弓形態の計測を行い，F法はPB法に比べて，健常児に近い良好な上顎歯列弓の発育が得られることを示した．

2．その後の顎発育について

片側唇顎口蓋裂児のその後の顎発育について頭部X線規格写真側面像を用いて両者のSNA，SNBを計測し比較検討を行った．

手術スケジュールは過去の報告同様，①生後3か月で口唇，顎裂，硬口蓋を閉鎖(鬼塚法)，②生後12か月頃にPB法，あるいは生後11か月頃にF法による口蓋裂手術，③3歳以降就学前に口唇鼻形成，④10歳頃までに顎裂部骨移植，であった．

症例は18例(表1)で，年齢的な歯列の発育段階では混合歯列期後期から永久歯列初期に相当する．計測値の分布を図1に示す．SNAは，F法群ではPB法群に比べ，男児および全体の比較において有意差を持って大きく(Mann-Whitney U-test；P＜0.05)，その値は，1995年に日本小児歯科学会の報告した標準値[9]に近いものであった．SNBは，F法群とPB法群で差がなく，どちらも標準値に近いものであった．PB法におけるSNA，SNBの計測値は，林，岡田らなど他家の報告[10)11)]と大きな差はなかった．以上の結果より，F法は

PB法に比べて，4歳以降の顎発育に対しても継続して発育抑制は少ないと結論づけた．

術　式

上述した通り，自験例による口唇口蓋裂治療の長期経過観察により，F法は，PB法と比較して，より良好な言語成績とより少ない顎への発育抑制を両立できる方法であると確信し，すべての裂型の口蓋裂に対してF法を適応させている．手術の流れに沿った全体的な手術手技の説明については，以前本誌で報告し，そちらに詳しく記載したので，本稿では術中の写真などを提示しながら前回報告しきれなかった不足を補う点や変更を加え

表1．症例

PB法(8例)		F法(10例)	
Age	Sex	Age	Sex
11	F	10	M
11	F	11	M
10	F	11	F
9	F	11	M
11	M	12	M
11	M	11	M
11	M	11	M
8	F	14	M
		13	M
		12	M

SNA

	PB	F
mean	77.69	81.22
SD	4.53	3.79

Mann-Whitney U-test
P＜0.05　significant difference

SNB

	PB	F
mean	75.75	77.9
SD	4.82	3.51

Mann-Whitney U-test
P＜0.05　no significant difference

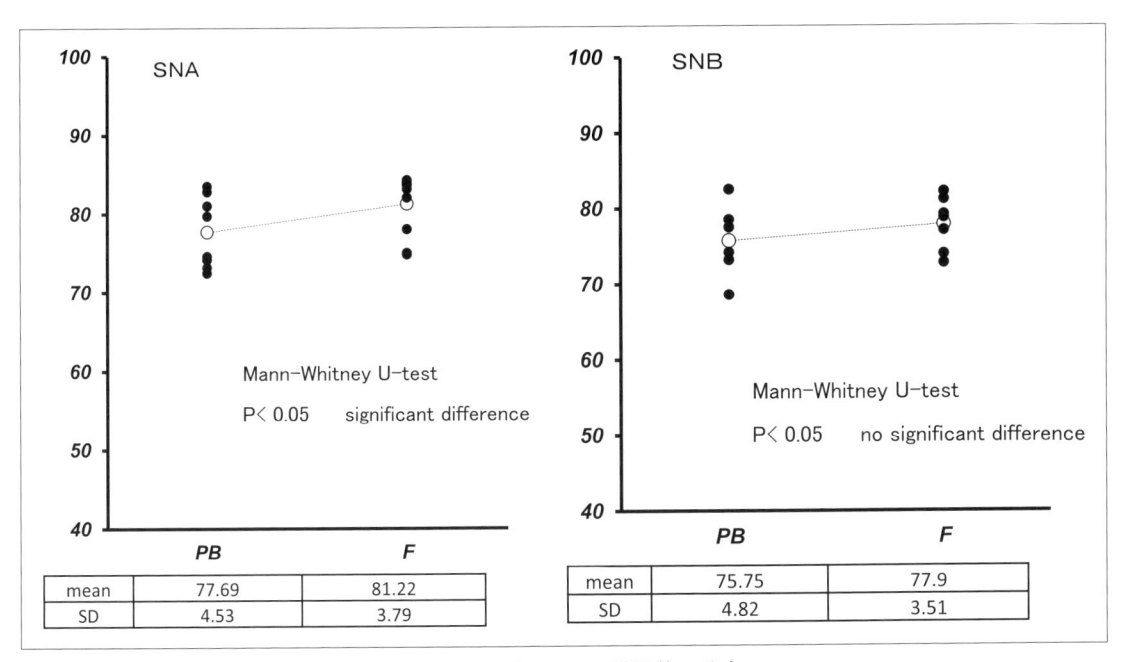

図1．SNAとSNBの計測値の分布

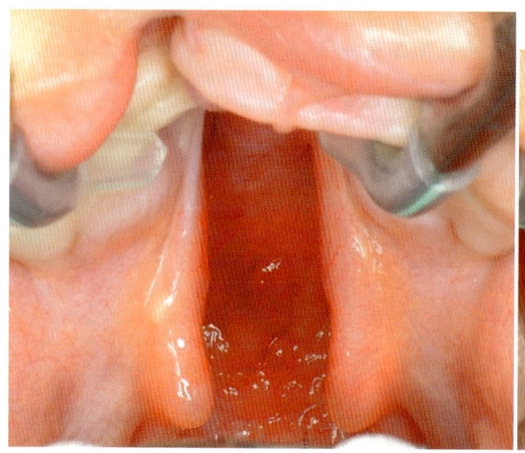

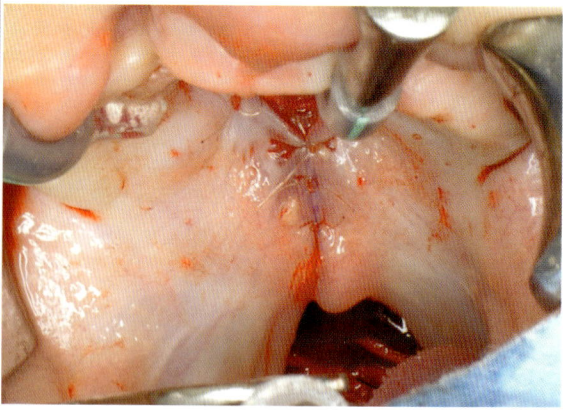

図 2. 軟口蓋癒着. a は術前, b は術終了時. 口蓋垂は縫合癒着させない.

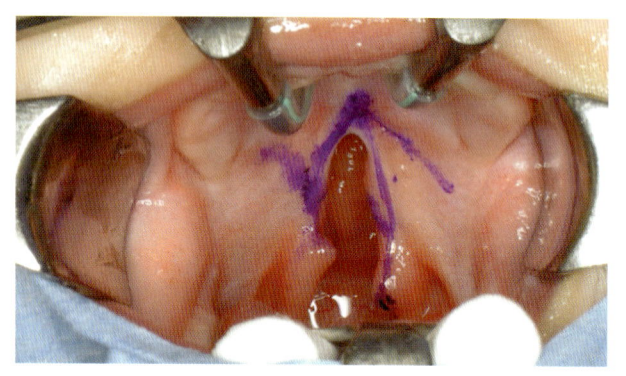

図 3. 術前の状態と切開線. 軟口蓋の大きさに左右差あり

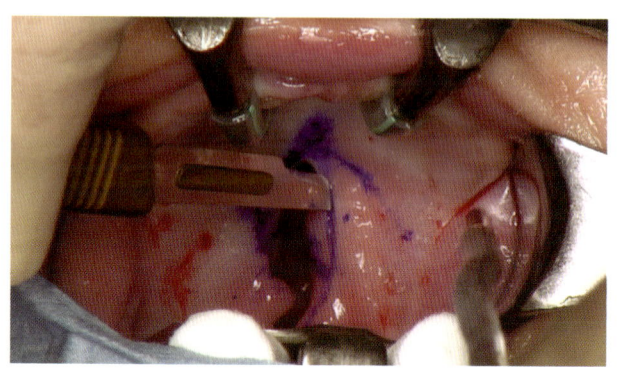

図 4. 15 番メスで左側前方を切開しているところ
粘膜面に直角に切開を加えるためメスの刃先の角度を変えながら慎重に切っていく必要がある.

た点などを中心に記述する. 以下に, 現在, 私が口蓋裂初回手術時に工夫していることや手術のコツについて列挙する.

1. 口唇口蓋裂例で口蓋裂手術に備えて術前に行っていること

1) 筆者が勤務する施設では, 矯正歯科が設置されていないため基本的には術前顎矯正ができないので, 口唇口蓋裂例では, 初回口唇鼻形成術前に裂幅を調整することは行っていない. そこで, 口唇口蓋裂例では, 口蓋裂手術時の裂の狭小化を目的として, 初回口唇鼻形成術時全症例に, 軟口蓋癒着を第 1 選択として行っている[12]. この場合口蓋裂手術時に硬口蓋前方の閉鎖を容易にし, 瘻孔を残さぬために顎裂部から切歯孔付近までの閉鎖も同時に行っている. また, 軟口蓋癒着ができないような裂幅の広い症例においては, 従来通り硬口蓋の閉鎖を行っている.

2) 軟口蓋癒着を行う場合でも口蓋垂部分は手を付けず癒着させない. これは口蓋裂手術時に, 手付かずの口蓋垂粘膜を切除して軟口蓋全体を見ながら縫合する方が, より大きく, 形の良い口蓋垂を形成しやすいと考えているためである (図 2).

2. 切開の手順

A. Z 形成術について

筆者は, ほぼ軟口蓋の範囲内での Z 形成術を行っている (図 3). 長所は, 縫合時の緊張を減じ縫合閉鎖しやすくなることで, 短所は, 口蓋の延長量が若干少なくなることである (図 3 から図 10 までは同一口蓋裂症例の術中, 術後に撮影した写真である).

B. 切開, 縫合

口蓋裂の手術において, 狭い口腔内で描いた切開線通り正確に切開することは, 皮膚のように周囲に障害がなく平面を切開するのと比較して, 困

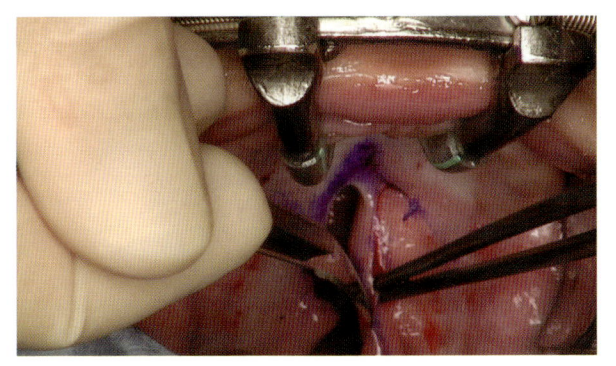

図 5. 12番メスで左側軟口蓋披裂縁を切開する.

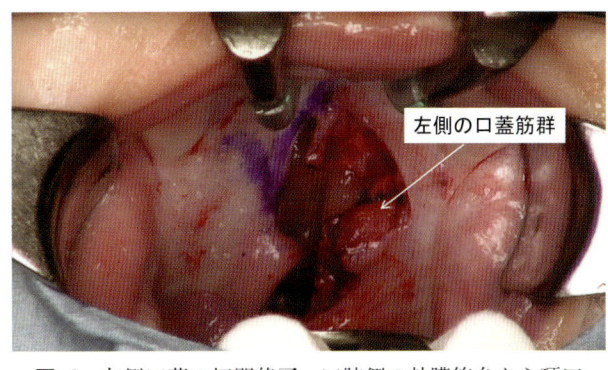

図 6. 左側口蓋の切開終了. 口腔側の粘膜筋弁から硬口蓋後縁より剝離した筋体断端が粘膜断端からはみ出すような状態となる.

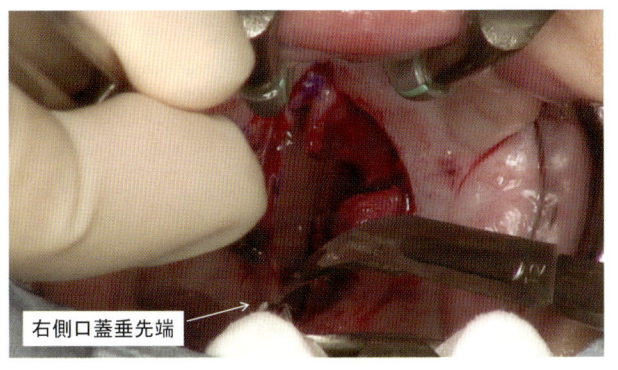

図 7. 12番メスで右側軟口蓋披裂縁を切開. メスを持つ手を左右入れ替え右手に持った鑷子で手前の粘膜を引きながら, 左側同様口蓋垂先端まで正確に口腔と鼻腔を二分割するように切開する.

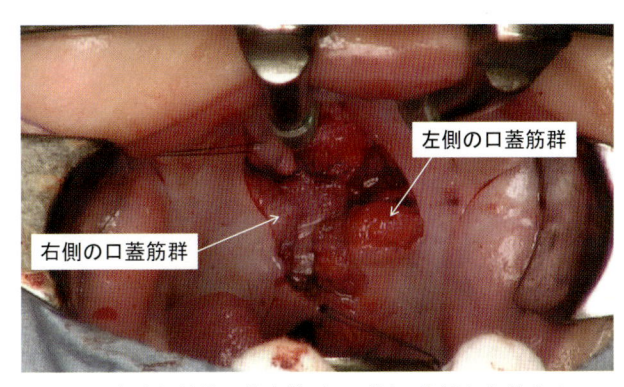

図 8. 鼻腔側粘膜の縫合終了. 両側の筋層が交差するのが見える.

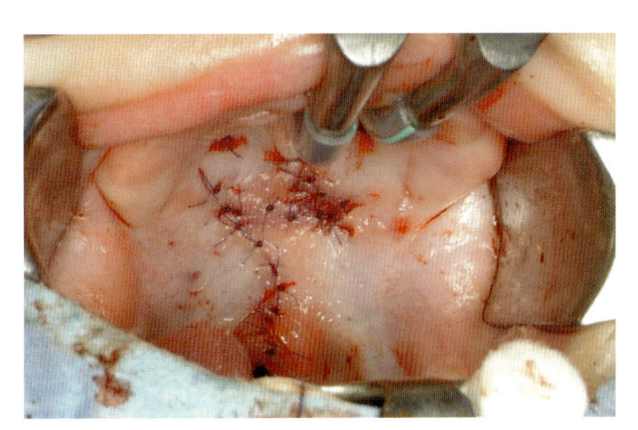

図 9. 手術終了時. 術前の左右差を反映し口蓋垂も変形を残す.

難が多い(図4). 特に軟口蓋粘膜を口蓋垂の先端まで正確に口腔側と鼻腔側とに二分割するにはある程度のコツを必要とする. 筆者は, 先に左側を切開・剝離した後に右側の切開を行うが, 軟口蓋披裂縁は手前から口蓋垂先端まで12番のメスを使い押しながら切開している. 左側では右手にメス, 左手に無鉤鑷子を持ち, メスを前方(口蓋垂先端方向)に押しながら, 手前の口腔側粘膜を鑷子で軽く把持し手前に引き切開線がぶれないように調節して正確に切開する(図5).

硬口蓋後端に付着する軟口蓋筋群は硬口蓋からこそぐように剝離し, 粘膜から筋断端がはみ出したような粘膜筋弁を作成することになる(図6).

右側では, メスを左手, 鑷子を右手に持ち替えて同様に軟口蓋側縁を, 口腔側と鼻腔側に二分するよう正確に切開する(図7).

切開が予定通りに完了すれば, 後は正確に縫合して手術を終了する. 縫合は, 左右の口蓋垂先端を合わせ縫合し, そこを基準として鼻腔側を軟口蓋から硬口蓋へ縫合(図8), 鼻腔側の縫合が完了したら口腔側を同じように口蓋垂先端から前方へ縫合する(図9). 切開, 縫合が正確, 丁寧に行われ

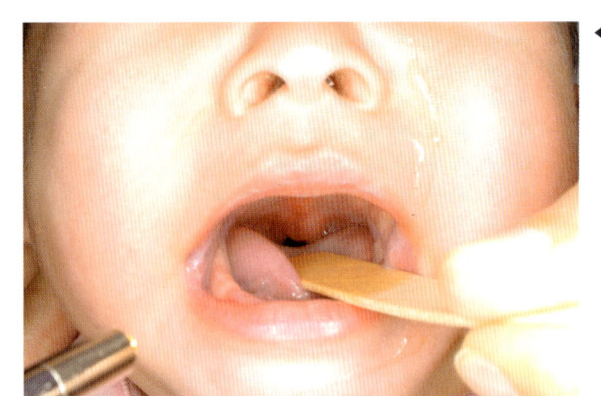

◀図 10.
術後 1 か月. 口蓋垂の形態も
ほぼ良好となった.

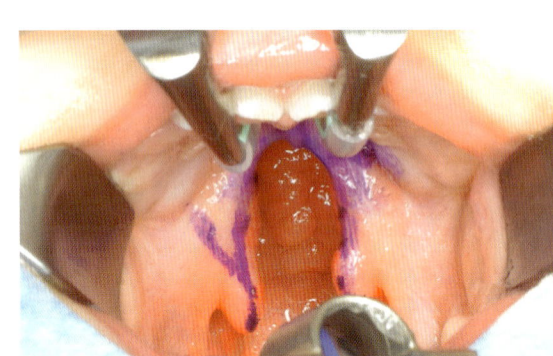

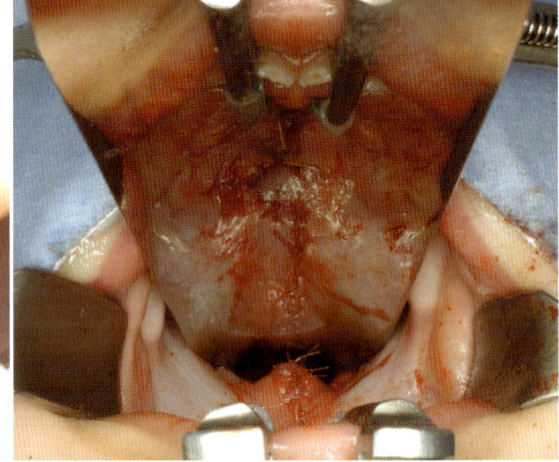

図 11. 口蓋裂. 硬口蓋粘骨膜の剥離のみで閉鎖

裂幅が広く
軟口蓋癒着
は鼻腔側の
み.

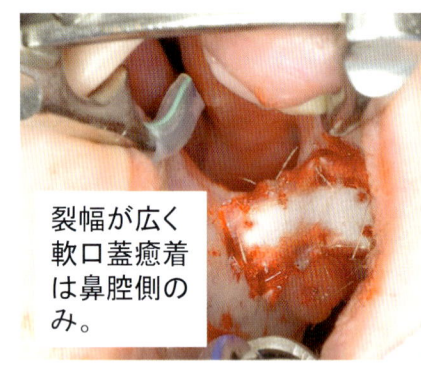

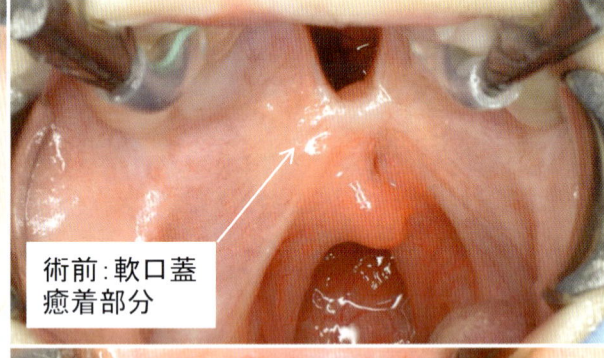

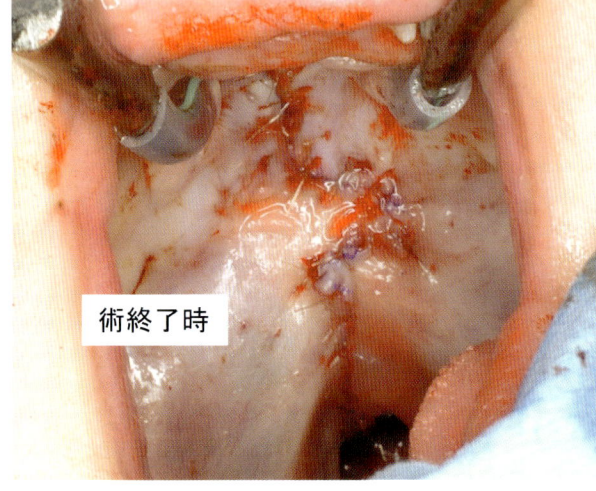

術前:軟口蓋
癒着部分

術終了時

図 12.
片側口唇口蓋裂
初回手術時に軟口蓋癒着あり.
硬口蓋の粘骨膜を剥離して閉鎖

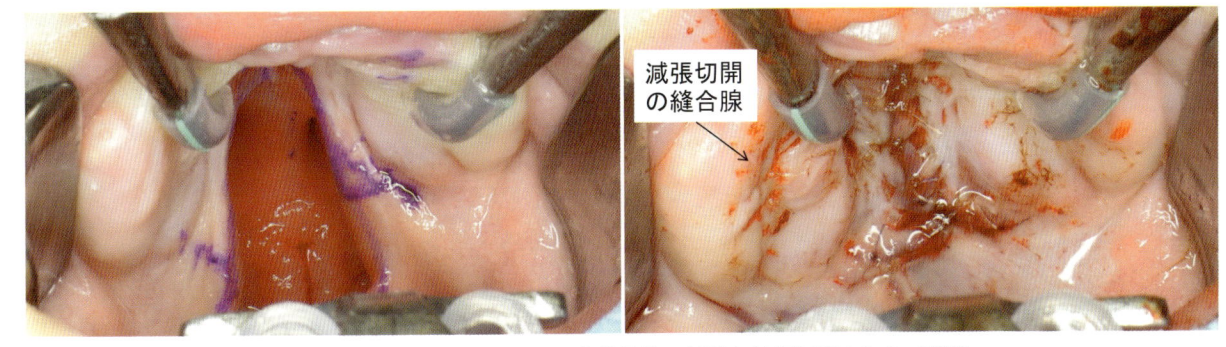

図 13. 両側口唇口蓋裂．硬口蓋粘骨膜の剥離と減張切開を加えて閉鎖

図 14.
初回手術時に硬口蓋閉鎖を行った症例の減張切開
(宇田川晃一：Furlow 法．PEPARS. 11：7-13, 2006. より引用)

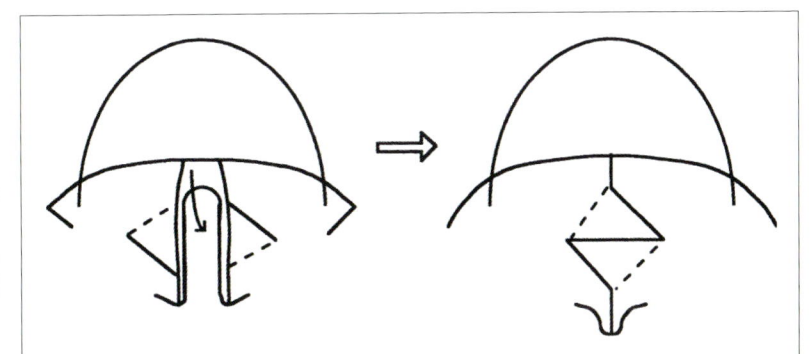

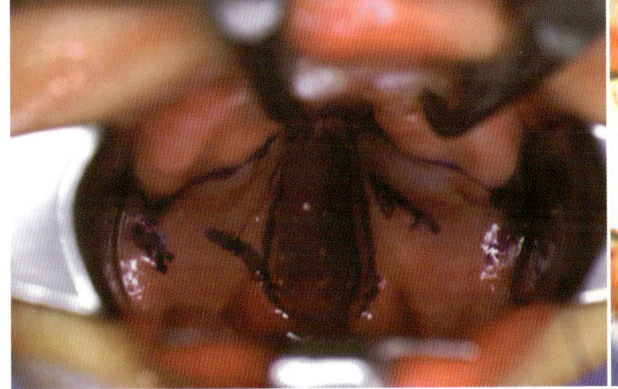

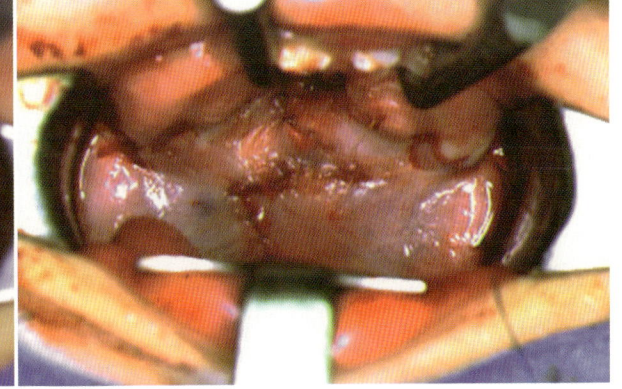

れば，再建される口蓋垂の形態は多くの症例で良好となる(図10).

3．口蓋裂手術時の減張について

1) 通常はかなり裂幅の大きな口蓋裂に対しても，減張切開を入れずに硬口蓋粘骨膜の剥離で事足りる(図11). 軟口蓋癒着を行った場合にも，必要に応じて裂縁の切開(必要に応じて剥離子を挿入する補助切開を追加する)から硬口蓋骨膜下全域の剥離を行い閉鎖する(図12).

2) 裂型を問わず，両側例や軟口蓋癒着を行えず硬口蓋の閉鎖も行わなかった症例では，必要に応じて両側歯槽弓に沿った切開を加えて縫合閉鎖しているが術後に粘膜の欠損を残さないようにすることが肝要である(図13). ごくわずかではあるが，口腔側の閉鎖が不可能で部分的に鼻腔側のみの閉鎖となってしまった場合に，口蓋正中に小瘻孔を残すことになった症例を経験したので，現在では軟口蓋癒着か硬口蓋閉鎖を必ず初回口唇鼻形成術時に行うように心がけている.

3) 硬口蓋閉鎖を行った場合に，減張が必要となる症例には，以前報告したような硬口蓋から頬粘膜部に至る横方向の減張切開を加えて縫合する(図14).

まとめ

F法は言語および顎発育の両面から従来用いてきたPB法を超えるものであり,長期の経過観察による評価にも耐えるものである.

筆者は,術式を工夫してすべての裂型に対し施行してきたので,その際に工夫していることや手術のコツと思われることを症例の写真を提示しながら報告した.

筆者は,これまでにも繰り返し強調してきたが,術後の口蓋垂形態は機能的には無関係とはいうものの,手術が正確,丁寧に施行されたかどうかの1つの指標になり重要な評価項目となると考えている.口蓋形成術に際し良好な形態の口蓋垂を形成することは,家族にとっても望ましいことであり,術者にとっても手術手技の習熟のための目安の1つである.

2006年に本誌で発表したものと今回のものを併せて口蓋裂治療に携わる形成外科医をはじめ読者諸氏の口蓋裂手術手技の向上に寄与できれば幸いに思う.

参考文献

1) Walter, C., et al.: A new method for the closure of a cleft palate. J Maxillofac Surg. **6**: 222-226, 1978.
   Summary Double-reversing Z-plasty の報告である.
2) Millard, D. R. Jr.: Cleft craft, vol. 3. 519-521, Little, Brown, 1980.
3) Furlow, L. T. Jr.: Cleft palate repair by double opposing Z-plasty. Plast Reconstr Surg. **78**: 724-736, 1986.
   Summary Furlow 法についてのオリジナルな文献.
4) Randall, P., et al.: Experience with the Furlow double-reversing Z-plasty for cleft palate repair. Plast Reconstr Surg. **77**: 569-574, 1986.
5) Furlow, L. T. Jr.: Discussion about "Experience with the Furlow double-reversing Z-plasty for cleft palate repair". Plast Reconstr Surg. **77**: 575-576, 1986.
6) Udagawa, A.: Evaluation of speech and maxillary growth of double opposing Z-plasty in patients with cleft lip and palate. Transactions of 9th international congress on cleft palate and related craniofacial anomalies. Lilja, J., ed.. 263-266, 2001.
7) 宇田川晃一:【口蓋裂初回手術のコツ】Furlow 法. PEPARS. **11**: 7-13, 2006.
   Summary 同一術者による症例の言語成績と顎発育についての報告.
8) 木村智江ほか:Furlow 法による口蓋裂初回手術後の言語成績—push back 法との比較. 日口蓋誌. **25**: 277-285, 2000.
   Summary 同一術者による症例の言語成績の比較.
9) 日本小児歯科学会:日本人小児の頭部X線規格基準値に関する研究. 小児歯誌. **33**: 659-696, 1995.
10) 林 勲:片側性完全唇・顎・口蓋裂者の顎・顔面頭蓋の成長—頭部X線規格写真法による研究—. 日矯歯誌. **34**: 33-65, 1975.
11) 岡田厚夫ほか:口蓋前方・側方部骨膜を温存したPush Back 法の顎発育への影響—頭部X線規格写真法での検討—. 日形会誌. **26**: 314-320, 2006.
12) 朴 修三ほか:軟口蓋癒着術(Velar adhesion)について. 日形会誌. **32**: 294-301, 2012.

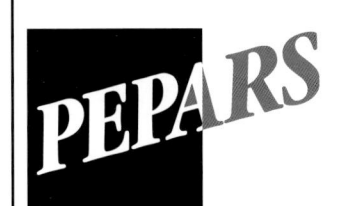

Furlow 法による口蓋裂初回形成術
―裂幅の広い場合のコツと留意点―

宮田昌幸[*1] 柴田 実[*2] 朝日藤寿一[*3]

Key Words : 唇顎口蓋裂(cleft lip and palate), ファーロー法(Furlow palatoplasty), 減張切開(relaxing incision), 人工真皮(artificial dermis), 翼突鈎線状骨折(hamulus infracture), 口蓋腱膜(palatal aponeurosis)

Abstract 口蓋裂初回形成術にFurlow法を適応する際,裂幅が10 mm以下程度であれば緊張なく三角弁を閉じるのはさほど困難ではない.裂幅が広くなり,口蓋組織が低形成になるほど難易度が増すことになる.Furlow自身も前方茎三角弁の角度をより鈍化させる,backcutを加える,口蓋腱膜を確実に切離するなどのコツを後の論文で披露している.筆者はレジデント時代の1992年からFurlow法を経験し始め,悩みながら手術を続けてきた経緯から,コツというよりは押さえておきたい操作上のポイントと最低限守るべき基本的な留意点について述べたい.具体的には,片側唇顎口蓋裂の口蓋形成における上顎結節部の減張切開,人工真皮の貼付,翼突鈎の線状骨折などを組み合わせた方法である.

はじめに

Furlow法は最初の報告以来,原著者自身による修正点や追試者の改良点,さらに二段階口蓋形成術への応用などかなりのバリエーションがみられる.一般に,口蓋裂単独や口蓋裂幅の狭い症例から導入を開始し,徐々に適応を広げてきた施設が多いと思われる.筆者もレジデント時代から適応と手技の改良に試行錯誤を重ねてきたが,今回は特に片側完全唇顎口蓋裂で裂幅の広い症例での工夫点と留意点について述べる.もちろん,単に裂幅が手術の難易度を決定するわけでなく,比較的狭い症例でも口蓋組織量が極端に少なければ,Furlow法の適応を外れる場合もあるし,軟口蓋の前後径が短ければ,頰筋粘膜弁などの移植との組み合わせも必要となるが,これらについては他稿に譲りたい.

手術術式

1.手術適応と時期

症候群を合併して口蓋の組織量が著しく少ない症例は適応外と考えている.組織量との兼ね合いがあるが,裂幅では概ね15 mm程度までは対象に含めている.片側完全唇顎口蓋裂では,外鼻顎矯正を経た口唇鼻形成術の後,1歳~1歳6か月で口蓋形成術を施行している.

2.デザイン

後方に茎を有する左の筋粘膜弁は筋走行に平行となるよう頂角60°位,前方に茎のある右の粘膜弁はRandall[1]が修正点とした通り頂角を70~80°にする(図1-a).これは薄い粘膜弁は挙上すると先端が収縮して60°ほどとなり,反対側の筋粘膜弁と合わせやすくなること,大久保[2]が論じているように鋭角ほど外側基部が硬口蓋に近づき回転移動が困難になること,軟口蓋の後方移動が減じることなどが理由である.なお,Furlow自身は後方茎三角弁の外側線は硬口蓋後端に沿って翼突鈎に向けると記述している[3]が,筋束の後方移動を

[*1] Masayuki MIYATA, 〒951-8510 新潟市中央区旭通り1-757 新潟大学大学院医歯学総合研究科形成・再建学分野,講師
[*2] Minoru SHIBATA, 同,教授
[*3] Toshikazu ASAHITO, 同大学大学院医歯学総合研究科歯科矯正学分野,助教

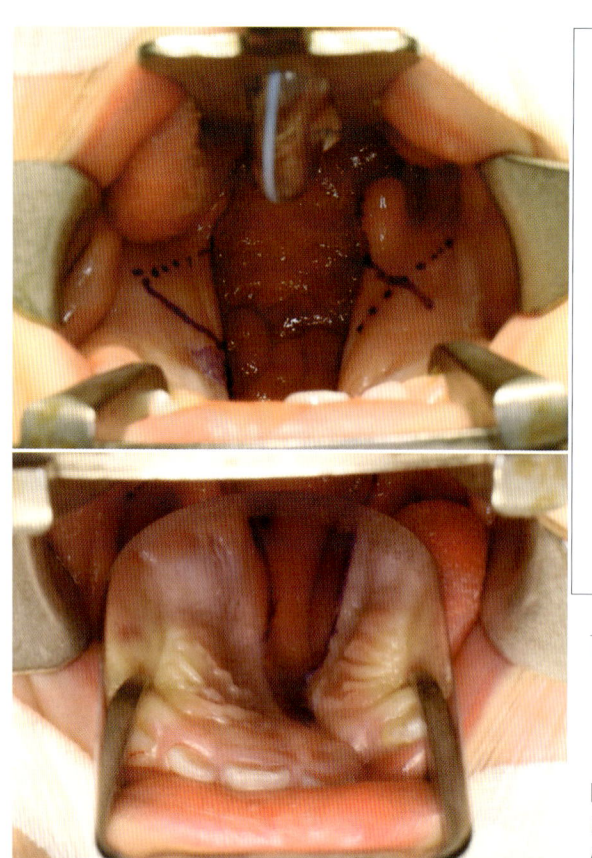

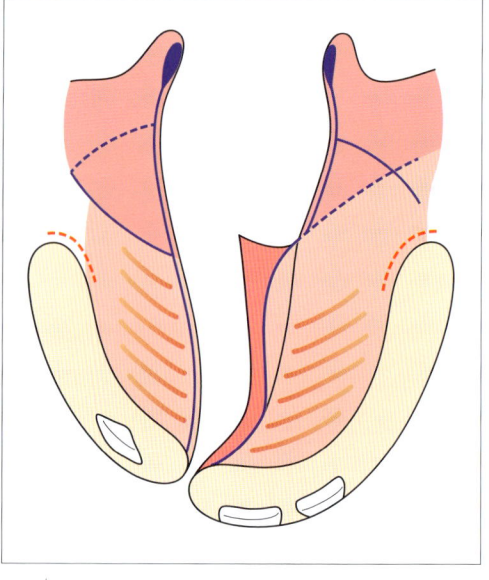

図 1.
口蓋裂後端の裂幅 16 mm の左完全
唇顎口蓋裂症例

a：軟口蓋のデザイン．前方茎粘膜弁の頂角は 70～80°．点線は鼻腔側の予定切
  開線
b：硬口蓋のデザイン（鏡像のため左右反転している）．裂幅の大きい場合は鋤
  骨弁を一部含める．
c：デザインのシェーマ．口蓋垂は切開するのでなく剪刀でわずかに切り落と
  す．上顎結節部の切開線は最終段階で必要に応じて入れる．

効果的にするため少し後方にデザインしている．

3．切開・剝離

披裂縁の切開は 12 番メスを用いて有鉤鑷子で引いて緊張をかけながら行う．利き腕側の披裂切開は角度的に無理があるので，反対側に持ち替えて行うと良い．口蓋垂は内側に切開を加えるのでなく，剪刀でわずかに切り落として創を面状とした方が後に縫合しやすい[4]（図1-c）．

剝離操作の範囲は，前方の外側は口蓋咽頭筋（輪状部），上咽頭収縮筋とZ形成に含めるべき口蓋帆挙筋，口蓋咽頭筋（縦走部）の間隙が目安になる．後方の外側は，耳管開口部を損傷しない範囲で翼状突起内側板の骨膜下に剝離を進める．

筋束を含める後方茎三角弁の剝離の深さについては，口蓋骨後端は完全に粘膜のみにしてしまうと穿孔を生じ，ひいては瘻孔化する可能性が高くなるので，この部位の筋組織と粘液腺は鼻腔粘膜に残すように剝離を開始して，徐々に深く入り厚く挙上する．硬口蓋の鼻腔側粘骨膜は剝離子のみで力まかせに剝離しようとすると穿孔しやすいので，鑷子で軽く引きながら慎重に操作を進める（図2）．

4．縫合前の減張操作

軟口蓋部閉鎖の術中の工夫として，硬口蓋後縁部の縫合前に，開口器を少し緩めて開口量を減少させると左右の弁の緊張がかなりゆるむとの指摘[5]があり，まず試みるべき操作と言える．

粘骨膜弁の可動性を増すため，大口蓋神経血管束基部両端の骨膜に平行な切開を大口蓋孔から 5 mm ほど加え，神経血管束の背側を可及的に剝離する[6]．次いで，口蓋腱膜を翼突鈎に向けて（越え

図 2.
術中のシェーマ．操作のポイント
① 口蓋骨後端付近では粘液腺と筋組織を薄く鼻腔側に残すように剝離
② 鼻腔側粘骨膜は鑷子で軽く引きながら慎重に剝離を進める．
③ 口蓋腱膜を翼突鈎に向けて切開する．
④ 大口蓋神経血管束基部の骨膜に平行な切開を 5 mm ほど加える．
⑤ 上顎結節部に減張切開を加え翼突鈎を内側へ線状骨折させる．

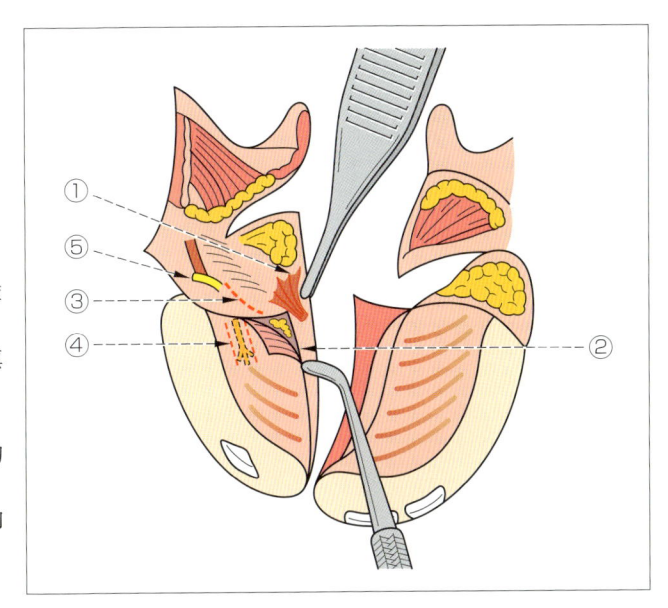

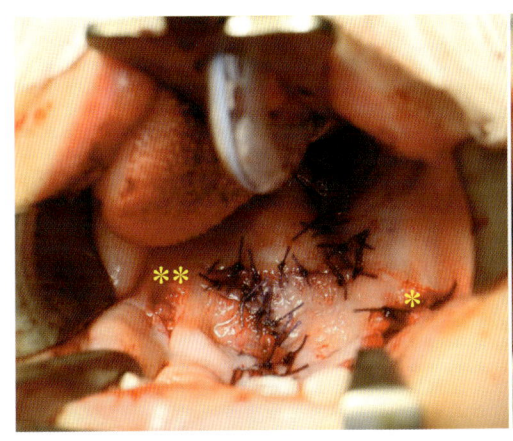

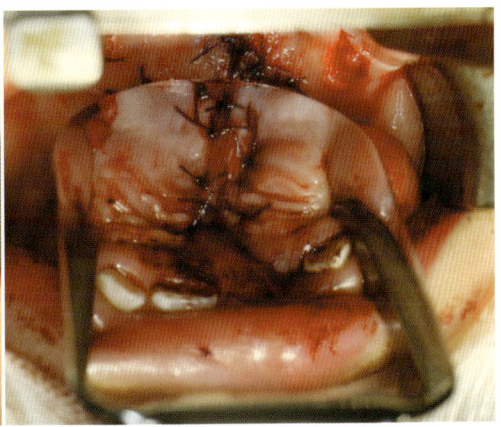

図 3.
a：右側の減張切開部に人工真皮を貼付したところ（*）．左側は貼付前の状態で欠損部には粘液腺が見え，骨露出はほとんどない（**）．
b：硬口蓋の縫合終了時

ない範囲で）切開を行う．これらの操作を経てもなお粘骨膜弁の移動が不十分な場合は，翼突鈎を内側へ線状骨折させる．この翼突鈎の若木骨折は，上顎結節部で減張切開を 10 mm ほど加えてから行っている．翼突鈎への操作について Furlow 自身は重要でなく，不要と述べている[7]．口蓋帆張筋の緊張や方向を変えることで，耳管機能に悪影響が出る可能性はあるが，翼突鈎への操作の有無による有意差を示す具体的な文献は渉猟し得なかった．自験例では，経過観察を依頼している耳鼻咽喉科医から術後の異常所見の指摘はない．しかし，何らかの影響を危惧し禁忌とする意見[8),9)]もあり，慎重な経過観察は必要と思われる．

5．縫 合

筋層の縫合には 4-0 丸針の PDS®やモノディオックス®などを用いている．引き締める加減が難しいが，朴[10)]の報告しているように縫合後に口蓋舌弓と口蓋咽頭弓が形成されているかが指標となる．

筋層の処理が終わったら，口腔側の閉鎖を行うが，口蓋垂の先端に吊り糸をかけ，4-0 または 5-0 バイクリル®で口蓋垂周囲は単結節縫合，そのほかは要所にマットレス縫合を加える（図 3）．

翼突鈎を内側へ転移させ減張切開部が広がった

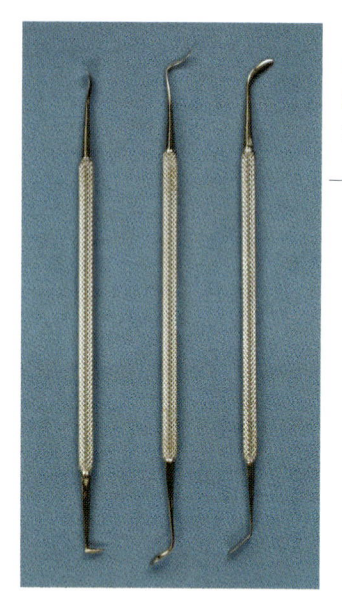

図 4.
粘膜・骨膜に用いる剥離子
左から SIGMA 社製　Σ-25C，Σ-25D，Σ-25E

場合には粘膜が欠損するため，手術操作の最後に，この部位に人工真皮のテルダーミス®を貼付する．縫合固定するのでシリコーン膜付きタイプを使用している．緊張の強い症例ほど口腔と鼻腔の粘膜間に死腔が広くなりがちであるが，この死腔が大きい場合は膜を削ぎ落としたコラーゲン層を軽く挿入し，その上から，11 番メスでドレーン孔を開けた膜付きのものをもう一層当て，5-0 バイクリル®で周囲を固定する（ドレーン孔タイプも販売されているが，小さいサイズでも 5×5 cm と大きすぎる）．シリコーン膜は直下の粘膜化が進むと 1～2 週間で浮いてくるので，鑷子などで除去できる．乳幼児では誤嚥を避けるため，退院時までに外す．

硬口蓋の閉鎖は鋤骨粘骨膜弁を用いて鼻腔側と口腔側を二層に縫っている．閉鎖が困難と予想される場合は，major segment に鋤骨粘骨膜を含めたデザインとする（図 1-b）．これでも閉鎖時に過度の緊張が残存している場合には，減張切開を歯槽堤に沿って前方まで延長している．ここまで行うと two-flap method との組み合わせとなり，Furlow 法とは異なる術式となる．裂幅の広い症例においては，硬口蓋への侵襲をできる限り少なくする観点から二段階法が推奨されている[5)11)]と言える．

術中・術後管理

筆者自身の経験はないが，麻酔科医から Dingman 開口器により長時間圧迫された舌が腫脹したため抜管できず ICU 管理となった例を紹介されたことがある．長時間手術となる場合は，途中で開口器を緩めるなど配慮が必要となる．

術後は口腔内の安静のため経口摂取は水分のみとし，基本的に 3～4 日間は経鼻胃管からミルクを摂取させている．術後 2 日目に母親が自らの判断でサンドイッチを与えたために一部創離開し瘻孔形成に至った症例を経験したことがあり，食事には慎重を期すべきである．また，術後 1 週目の退院日まで創部の安静目的で両腕に抑制帯を装着している．術後の抑制に関しては不要とする報告もあるが，抑制の有無にかかわらず術後瘻孔形成率に差がないことを根拠にしている[12)]（0％ではない）こと，経鼻チューブの抜去，異物や指挿入による偶発的創離開を避けるためにも必要と考えている．Mak ら[13)]は Furlow 法術後の瘻孔形成の原因を調査した上で，母親の協力と看護師の熟練したケアの重要性を強調している．

局所感染による瘻孔を防ぐ目的で抗生剤は術中から使用を開始し，通常 3 日間の静注投与，その後 4 日間の内服投与を行っている．

合併症

pushback 法と比較して術後の最高発熱値，解熱するまでの時間は Furlow 法で有意に低値を示し，その理由として開放創がないためではとの考察を加えた報告[14)]がある．減張切開を加えた症例でも実際の骨露出はわずかであり，さらに人工真皮を貼付するためか，術後の発熱が特に高いことはなかった．

術後合併症で最も避けたいのが瘻孔形成である．上気道炎による発熱をおして自施設以外で口蓋形成を施行したものの瘻孔を生じた症例を経験

した．基本事項であるが，術前の発熱には注意し，無理をしないことが肝要である．また，粘・骨膜の剥離にはホッケースティック型の直と曲の剥離子(図4)を主に使用しているが，鼻腔側粘膜剥離中の穿孔が続いたため，剥離子を新しく変えたところ解決したことがある．初歩的な点であるが，器具の点検・整備も合併症回避には欠かせない．

術後言語成績と顎形態

これまでFurlow法について，言語成績，顎発育に関してはpushback法，intravelar veloplasty法と同等もしくは，より良好な結果が多数報告されている．Von Langenbeck法のような長い減張切開を加え骨露出部が大きくなれば瘢痕化による上顎の劣成長は免れないかもしれない．しかし，10 mm程度の切開で生じる粘膜欠損はわずかであり，さらに粘膜化を促進する処置を加えれば，剥離操作による瘢痕と大きくは異ならないと考えている．自験例のうち硬口蓋後端の裂幅が10 mm以上であった7症例(うち，減張切開まで加えたもの2例)で，プロフィログラムを作成した(図5)．健常児群と比較すると上下顎の位置は後方に位置しているが，上下顎骨の位置関係は比較的良好であった．5-Year-Old Indexによる咬合評価も良い咬合状態を示すgroup 1とgroup 2の占める割合は57%(図6)と西尾ら[15]の二期的口蓋裂手術と比べても遜色のない結果であった．

言語成績については，鼻咽腔閉鎖機能，正常構音獲得率ともにpushback法より優れた結果が得られているが，詳細は割愛する．

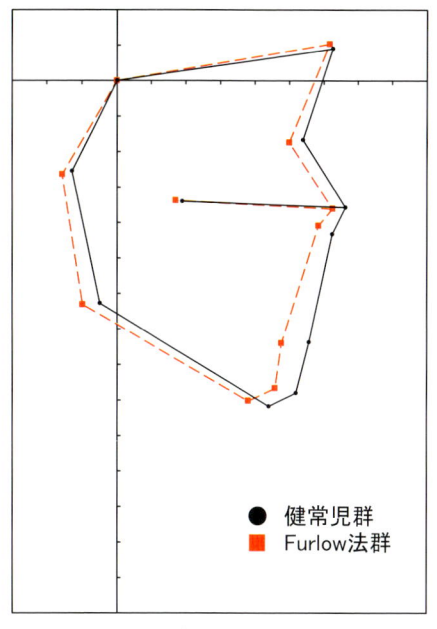

図 5．プロフィログラム

● 健常児群
■ Furlow法群

まとめ

術後の口蓋瘻孔形成を避けるため，口蓋骨後端付近では粘液腺と筋組織を薄く鼻腔側に残すように剥離すること，鼻腔側粘骨膜は鑷子で軽く引きながら慎重に剥離子を進めることが操作上のポイントとなる．

また，Furlow法を裂幅の広い口蓋裂に適応する際，口蓋腱膜を翼突鈎に向けて切開する，大口蓋神経血管束基部の骨膜に平行な切開を5 mmほど加える，上顎結節部に減張切開を加え翼突鈎を内側へ線状骨折させるなどの操作を順次加え組み合わせて，縫合部の緊張を減ずるようにしている．片側完全唇顎口蓋裂の場合，減張切開まで加える症例は少ないが，加えて粘膜欠損を生じても実際の骨露出は少ない上，人工真皮を貼付するなど粘

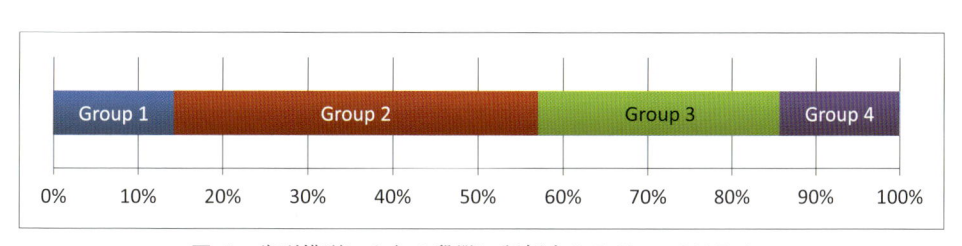

図 6．歯列模型により5段階に評価する5-Year-Old Index
Group 1：非常に良い
Group 2：良い
Group 3：まずまず
Group 4：悪い
Group 5：非常に悪い

膜化を促せば pushback 法より侵襲が大きいということはないと思われる．

謝　辞

　筆者は，Furlow 法の手技の基本はレジデント時代には千葉県こども病院の宇田川晃一部長，そして専門医となった後は昭和大学美容外科の大久保文雄教授にご指導頂いた．本稿では筆者なりに工夫を加えてきた点を述べたが，両先生の教えなしには成し得なかったことに深く感謝の意を表します．また，執筆の機会を与えて頂いた編集企画の土佐泰祥先生に深謝致します．

文　献

1) Randall, P., et al.：Experience with the Furlow double-reversing Z-plasty for cleft palate repair. Plast Reconstr Surg. 77：569-574, 1986.
2) 大久保文雄ほか：口蓋形成術：Furlow 法．形成外科．43：39-45，2000.
　　Summary　手術手技をわかりやすく解説するとともに，粘膜弁法と術後成績を比較している．
3) Furlow, L. T. Jr.：Cleft palate repair by double opposing Z-plasty. Plast Reconstr Surg. 78：724-736, 1986.
4) Furlow, L. T. Jr.：Cleft palate repair by double opposing Z-plasty. Operat Tech Plast Reconstr Surg. 2：223, 1995.
　　Summary　最初の論文と同タイトルであるが，筋層形成の詳細，手技の改良点，言語成績を加えている．
5) 高木律男ほか：二段階口蓋形成手術法における Furlow 法の応用〜口蓋形成術の歴史的背景と 15 年 200 例の経験から．小児口腔外科．22：14-29, 2012.
　　Summary　口腔外科で二段階法の草分け的施設からの大規模症例に基づく集大成．
6) Bindingnavele, V. K., et al.：Superior results using the islandized hemipalatal flap in palateplasty：experience with 500 cases. Plast Reconstr Surg. 122：232-239, 2008.
　　Summary　神経血管束の単独化を詳述しており Furlow 法で閉鎖できない場合の参考にはなるが，言語・顎発育の検討は今後の課題．
7) Furlow, L. T. Jr.：Discussion about "Cleft-palate repair by modified Furlow double-opposing Z-plasty：The Children's Hospital of Philadelphia experience. Plast Reconstr Surg. 104：2011-2014, 1999.
　　Summary　症例数では上回る最初の追試施設との手技上の違いに言及し，特に翼突鈎骨折と減張切開には否定的立場を表明．
8) 小林眞司：胎児診断から始まる口唇口蓋裂—集学的治療のアプローチ．小林眞司編集．30-31, メジカルビュー，2010.
　　Summary　タイトル通りの口唇口蓋裂診療に必要な内容が網羅的に，しかも見やすいイラストと写真が多数掲載の解説書．
9) Kriens, O. B.：An anatomical approach to veloplasty. Plast Reconstr Surg. 43：29-41, 1969.
　　Summary　正常口蓋および口蓋裂の解剖，特に筋肉について詳述しているが，Veloplasty 法について最初の報告という意味でも重要．
10) 朴　修三：【口蓋裂初回手術のコツ】Intravelar veloplasty 法．PEPARS．11：1-6，2006.
　　Summary　本邦における veloplasty の第一人者が手術手技を中心に詳述している．
11) 朴　修三：【口蓋裂治療の update—初回手術の長期成績—】Intravelar veloplasty について．形成外科．54：999-1006, 2011.
　　Summary　Veloplasty 法と Furlow 法の比較の他，二段階法に準じた軟口蓋癒着術に言及している．
12) Jigjinni, V., Kangesu, T., Sommerlad, B. C.：Do babies require arm splints after cleft palate repair?. Br J Plast Surg. 46：681-685, 1993.
13) Mak, S. Y., et al.：Incidence and cluster occurrence of palatal fistula after Furlow palatoplasty by a single surgeon. Ann Plast Surg. 57：55-59, 2006.
　　Summary　術後の瘻孔形成に関与する因子を香港から報告．SARS 流行時の看護ケアの低下が瘻孔発生に影響した事実は興味深い．
14) 小野和宏，大橋　靖，神成庸二：Furlow 法による口蓋形成術．第 1 報：術中，術後経過について．日口外誌．41：214-219, 1995.
15) 西尾順太郎，小原　浩：【口蓋裂初回手術のコツ】Furlow 法を応用した二期的口蓋裂手術．PEPARS．11：68-75, 2006.

好評書籍

超アトラス 眼瞼手術
―眼科・形成外科の考えるポイント―

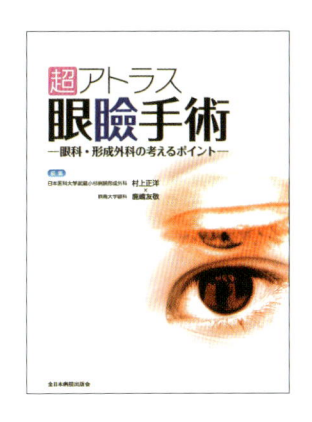

編集
日本医科大学武蔵小杉病院形成外科 　村上正洋
群馬大学眼科 　鹿嶋友敬

B5判／オールカラー／258頁／定価　本体9,800円＋税
2014年10月発行

形成外科と眼科のコラボレーションを目指す，意欲的なアトラスが登場！眼瞼手術の基本・準備から，部位別・疾患別の術式までを盛り込んだ充実の内容．計786枚の図を用いたビジュアルな解説で，実際の手技がイメージしやすく，眼形成の初学者にも熟練者にも，必ず役立つ1冊です．

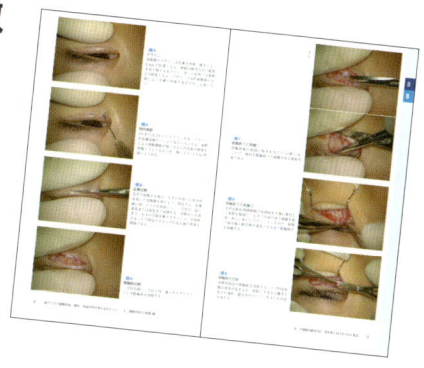

目次

Ⅰ　手術前の［基本］［準備］編—すべては患者満足のために—
　A　まずは知っておくべき「眼」の基本
　　　—眼科医の視点から—
　B　おさえておきたい眼瞼手術の基本・準備のポイント
　　　—形成外科医の視点から—
　C　高齢者の眼瞼手術における整容的ポイント
　　　—患者満足度を上げるために—
　D　眼瞼手術に必要な解剖
　E　眼瞼形成外科手術に必要な神経生理

Ⅱ　眼瞼手術の［実践］編
　A　上眼瞼の睫毛内反
　　　上眼瞼の睫毛内反とは
　　　埋没縫合法
　　　切開法（Hotz変法）
　B　下眼瞼の睫毛内反
　　　下眼瞼の睫毛内反とは
　　　若年者における埋没法
　　　若年者におけるHotz変法
　　　退行性睫毛内反に対するHotz変法（anterior lamellar repositioning）
　　　Lid margin split法
　　　牽引筋腱膜の切離を加えたHotz変法
　　　内眥形成
　C　下眼瞼内反
　　　下眼瞼内反とは
　　　牽引筋腱膜縫着（Jones変法）
　　　眼輪筋短縮術（Wheeler-Hisatomi法）
　　　Lower eyelid retractors' advancement（LER advancement）
　　　牽引筋腱膜縫着と眼輪筋短縮術を併用した下眼瞼内反手術

　D　睫毛乱生・睫毛重生
　　　睫毛乱生・睫毛重生とは
　　　電気分解法
　　　毛根除去法
　　　Anterior lamellar resection（眼瞼前葉切除）
　E　上眼瞼下垂
　　　上眼瞼下垂とは
　　　Aponeurosisを利用した眼瞼下垂手術
　　　Muller tuck法（原法）
　　　CO_2レーザーを使用した眼瞼下垂手術（extended Muller tuck 宮田法）
　　　Aponeurosisとミュラー筋（挙筋腱膜群）を利用した眼瞼下垂手術
　　　眼窩隔膜を利用した眼瞼下垂手術（松尾法）
　　　若年者に対する人工素材による吊り上げ術
　　　退行性変化に対する筋膜による吊り上げ術
　　　Aponeurosisの前転とミュラー筋タッキングを併用した眼瞼下垂手術
　F　皮膚弛緩
　　　上眼瞼皮膚弛緩とは
　　　重瞼部切除（眼科的立場から）
　　　重瞼部切除（形成外科的立場から）
　　　眉毛下皮膚切除術
　G　眼瞼外反
　　　下眼瞼外反とは
　　　Lateral tarsal strip
　　　Kuhnt-Szymanowski Smith変法
　　　Lazy T & Transcanthal Canthopexy

コラム
眼科医と形成外科医のキャッチボール

全日本病院出版会　〒113-0033　東京都文京区本郷3-16-4　Tel:03-5689-5989
http://www.zenniti.com　Fax:03-5689-8030

お求めはお近くの書店または弊社ホームページまで！

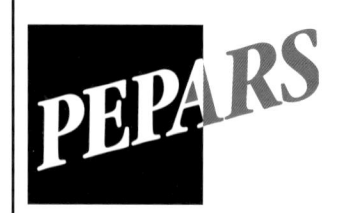

◆特集／口蓋裂の初回手術マニュアル―コツと工夫―

Two-flap 変法による初回口蓋形成術
―コツと工夫―

土佐泰祥[*1] 吉本信也[*2] 佐藤友紀[*3]
佐藤亜紀子[*4] 黒木知明[*5]

Key Words：口蓋裂(cleft palate)，口蓋形成術(palatoplasty)，two-flap 法(two-flap method)，Z 形成術(Z-plasty)，intravelar veloplasty(IVV)法(intravelar veloplasty method)，two-flap 変法(modified two-flap method)

Abstract 口蓋形成術の主目的は2つある．可動性の良好な軟口蓋を形成し，良好な鼻咽腔閉鎖機能や正常言語を獲得することと，顎発育障害を最小限として，正常な上下顎関係，咬合，歯列の獲得に寄与することである．これらの目的を遂行するために，様々な工夫が加えられてきている．Two-flap 法は，Bardach が 1967 年に最初に記載した初回口蓋形成術で，口腔側に大きな2つの粘膜骨膜弁を作製挙上して，粘膜骨膜弁の縫合後には創の露出部を残さない術式である．原法では，軟口蓋の延長は筋付着部での離断によるものに留まっている．今回我々は two-flap 法を基本として，軟口蓋部の Z 形成術作成と intravelar veloplasty 法を組み合わせた方法で初回口蓋形成術行い比較的良好な経過を辿ってきている．症例の供覧とともにその術式の詳細とコツについて呈示する．

はじめに

口蓋裂は，口蓋裂単独で発生する症例や唇裂あるいは唇顎裂を合併している症例も含めると，600～700人に1人の頻度で発生している．

口蓋形成術の主目的は2つある．長くて可動性の良好な軟口蓋を形成することで，正常に近い機能的解剖形態を準備し，良好な鼻咽腔閉鎖機能や正常言語を獲得することと，顎発育障害を抑制して正常な上下顎関係，咬合，歯列の獲得に寄与することの2点である．これらの目的を遂行するために，様々な工夫が加えられてきている[1)～4)]．軟口蓋の組織量が比較的多い症例群では術式を選ばないが，裂幅が広く組織欠損が多い症例群では，術式によっては自ずと制約がかかるものも出てくる．正常言語機能獲得の観点からは早期手術が望ましく，顎発育重視の観点では晩期手術が望ましいことになる．両面を考慮して，初回口蓋形成術の手術時期として，生後1歳～1歳6か月前後を目安にしている．術式の違いによる評価を行うためには，種々の因子を鑑みて総合的に，また長いタームでの判定が不可避である．手技が簡便で，種々の裂幅に対応できて，さらに比較的安定した結果が期待出来る術式が望ましいところである．

筆者らは，軟口蓋裂単独症例に対しては，原則として Furlow 法[5)6)]を第一選択としている．硬軟口蓋裂に対しては以前は硬口蓋前方に人工真皮を貼付する pushback 変法を行ってきた[4)]．しかし硬口蓋前方に人工真皮を貼付しても脆弱な層が残存することへの懸念から，2010 年より two-flap 変法を始めた．本稿では，この硬口蓋前方に raw surface を残さずに遂行可能である two-flap 法を基本として，軟口蓋部での Z 形成術作成に，in-

---

[*1] Yasuyoshi TOSA，〒142-8666 東京都品川区旗の台 1-5-8 昭和大学医学部形成外科学講座，准教授
[*2] Shinya YOSHIMOTO，同，主任教授
[*3] Yuki SATO，昭和大学歯学部歯科矯正学講座，講師
[*4] Akiko SATO，昭和大学医学部形成外科学講座
[*5] Tomoaki KUROKI，同，講師

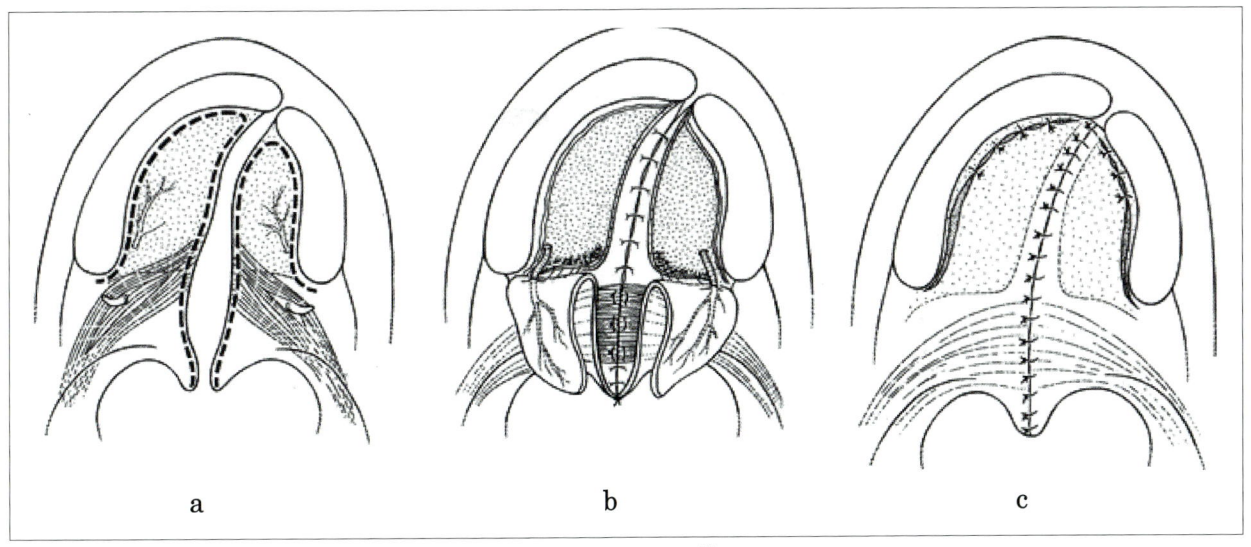

図 1. Bardach の two-flap 法のシェーマ
a：デザイン
b：Two-flap を挙上
c：縫合時, 前方に raw surface がほとんど生じない.
(文献 11：Bardach, J.：Two-flap palatoplasty：Bardach's technique. Operat Tech Plast Surg. 2：211-214, 1995. より引用)

travelar veloplasty 法を組み合わせた two-flap 変法による初回口蓋形成術について, 術式の詳細と症例を呈示して述べる.

手術術式

Two-flap 法は, Bardach が 1967 年に最初に記載した初回口蓋形成術で, 口腔側に大きな 2 つの粘膜骨膜弁を作製挙上して, 粘膜骨膜弁の縫合後には創の露出部をほとんど残さないという特徴を有する術式である[7]. この硬口蓋前方に raw surface を残さない点が Veau-Wardill-Kilner type による pushback 法との大きな違いである. 硬口蓋に瘢痕拘縮形成を生じにくく, 兎やビーグルでの実験でも確認されているように顎発育障害の抑制が期待できる[8)9]. その後の英語記載の成書により欧米を中心に広がっていった[10)11] (図 1). 原法では, 軟口蓋の延長は筋付着部での離断によるものに留まっているが, 本法は, two-flap 法を基本として, 軟口蓋部の Z 形成術作成に, intravelar veloplasty 法[13]を組み合わせた方法である.

パイロットスタディーを経て, 2010 年より硬軟口蓋裂に対しては本格的に本法に切り替えた. 今

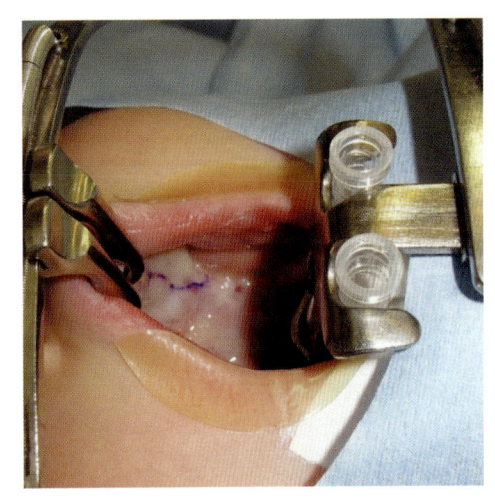

図 2. 挿管チューブ圧迫予防への工夫
2 本の注射針カバーを挿管チューブの両隣に留置することで開口器による挿管チューブの圧迫が回避できる.

回は術式の紹介とともに症例を呈示して述べる.

1. 体位と開口器

手術は気管内挿管全身麻酔下に施行する. 挿管チューブの種類は, レイチューブを用いていた時期もあったが, 現在は通常のもので対応している. 体位は, 頭部を約 45°下げた頭垂位で, 口蓋裂

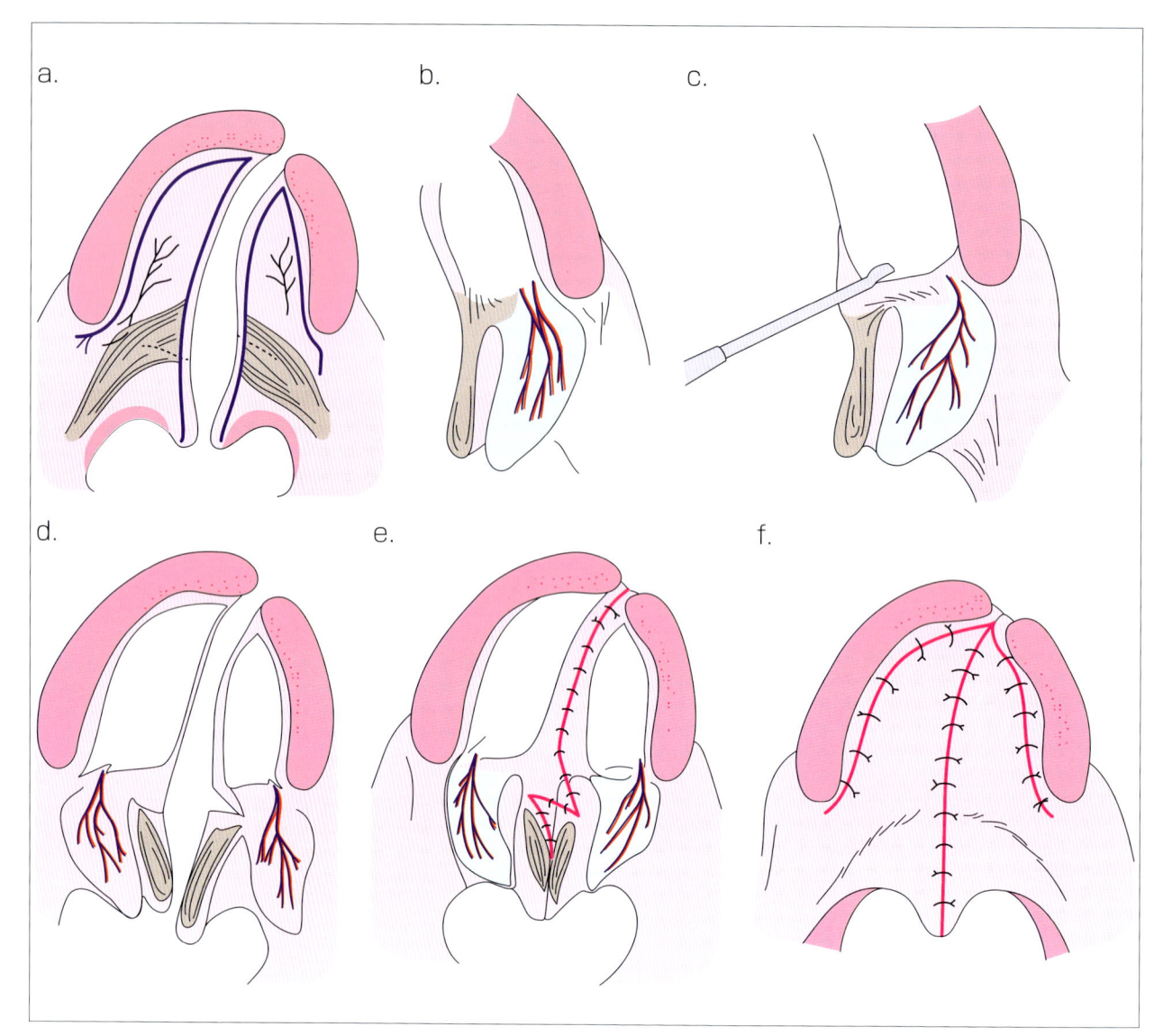

図 3. Two-flap 変法のシェーマ

a：切開線をデザイン
b：走行異常の口蓋筋群が口蓋骨後縁に付着している．
c：硬口蓋後端部は内側（後鼻棘部）から外側に向けて骨膜下の層に入り，口蓋裂用剥離子で丁寧に剥離を進める．
d：鼻腔側粘膜骨膜弁に Z 形成術を作製
e：Z 形成術を含めた鼻腔側粘膜骨膜弁を縫合．Z 形成術を併用することで軟口蓋の延長効果を獲得できる．
f：Intravelar veloplasty 法にて筋肉の処理を行い，口腔側粘膜を 5-0 バイクリル®（ジョンソン・エンド・ジョンソン株式会社，東京）で縫合

用開口器を装着する．この際，挿管チューブが圧迫される場合には，注射針のカバーを 2 本開口器とチューブの間隙に挿入するとチューブの折れ曲がりや圧迫を回避できる（図 2）．

2．デザイン

0.025 w/v％ベンザルコニウム塩化物（ヂアミトール®水，丸石製薬株式会社）などで消毒の後，ガーゼで擦らずに圧し拭きで水分を拭き取り，ピオクタニンでデザインを行う．デザインは，爪楊

枝よりは長めの竹串が便利である．鼻腔側粘膜は赤色調を帯びており，口腔側粘膜との境界線はやや口腔側に位置しているので，移行部をよく確認してデザインを行う．粘膜弁の硬口蓋外側歯槽部付近のデザインは，口蓋裂の破裂の程度と緊張を確認後，歯牙への影響を配慮して，歯槽堤より内側に2 mm位離して行う（図3-a）．

出血対策として，10万倍希釈エピネフリン加生食水または0.5～1％キシロカイン E 入りの局所注射を，切開予定部および剥離の層に併用する．その際，大口蓋神経血管束周囲は注射針で血管を損傷しないように注意する．筆者は，血管収縮効果獲得のため，局所注射後約10分間は執刀開始を待つように心がけている．

3．切開

切開は，まず歯槽堤後方に形成弯剪刀にて切開を加える．次に，長柄のメスホルダーに装着した15番替刃で，歯槽堤の内側を歯槽に沿って，歯槽堤側の骨膜ができるだけ温存されるように，刃をやや斜めに倒して口蓋側歯槽突起傾斜角に近い角度で切開を行う．さらに硬口蓋前方を扇状に披裂縁に向かい切開を進める．口蓋粘膜に達したら，口腔側粘膜と鼻腔側粘膜との境界を意識して，15番替刃のままか12番替刃に持ちかえて，前方から後方に向かって切開を行う．口蓋垂部切開の際，軟らかくて切りにくい時は，局所麻酔の注射液を少量追加すると，組織が硬くなり切開が容易になる．マッカンドー鑷子で把持しながら，口蓋垂先端まで切開しておく．軟口蓋部は，鼻腔側粘膜，筋層，口腔側粘膜の3層に分け，縫合部分を切開しておく．

4．Two-flap の挙上

Two-flap として粘膜—粘膜骨膜弁の挙上操作は，マッカンドー有鈎鑷子で，粘膜弁前方部を軽く把持し，形成弯剪刀の先を小さく開き，細かい動作で切離を進める．骨膜が下床に温存されていることと，粘膜弁が薄くなりすぎていないことを確認しながら切離を進めていく．Two-flap 法では，硬口蓋前方側方に少しだけ骨膜を温存するつもりで，硬口蓋がやや鼻腔側に深くなるより手前の部位で骨膜下に入り大半を粘膜骨膜弁で挙上する．粘膜骨膜弁になると，その後の挙上は，口蓋裂用骨膜剥離子や形成弯剪刀で容易となる．骨膜を通して大口蓋動静脈が透見でき，硬口蓋後端付近の大口蓋孔前縁手前で一旦剥離を中断して，出血が認められれば止血に入る．その際，吸引管の中央にネラトンチューブを装着し，先端の数 mm と吸引チューブとの接続部8～10 mm位のみを露出させておく．このことで，出血点を吸引しながら接続部の金属露出部に接触させながらの止血が可能となる．ネラトンチューブが絶縁体の役割を果たして口唇などを誤って熱傷させる心配がないため有用である．止血の際，粘膜骨膜弁に有鈎鑷子やスキンフックで緊張をかけながら把持し，少し弛緩させると出血点は容易に把握できる．

5．大口蓋神経血管束の剥離

大口蓋動静脈を透見しながら，損傷しないように注意して，15番替刃を粘膜骨膜弁の面に対して平行となるように当てて，大口蓋神経血管束の両側を切開する．先が弯曲してやや鈍な構造の口蓋裂用剥離子を用いて，切開した骨膜より，大口蓋神経血管束裏側と口腔側粘膜との間に剥離を進める．そして，対側の骨膜切開部より口蓋裂用剥離子先端を貫通させる．貫通の後，有鈎鑷子で粘膜骨膜弁を把持しながら，口蓋裂用剥離子の背で大口蓋神経血管束裏側と口腔側粘膜の間を剥離していく．剥離の際多少の力を要するが，その力が血管束にかからないように，粘膜骨膜弁を把持しながら行えば全く問題は生じない．重要な操作であるが，慣れるとそれほど難しい手技ではない．

6．筋肉の処理

走行異常で口蓋骨後縁に付着している口蓋筋群を，正中から外側に向かって丁寧に形成弯剪刀と口蓋裂用剥離子を併用して剥離する．後鼻棘部には口蓋帆挙筋や口蓋咽頭筋縦走部が付着しており，骨面より付着部を剥離していく．付着部の腱様組織は強固なので，鋭的および鈍的に丁寧に剥離する（図3-b, c）．その際，鼻腔側粘膜骨膜を裂

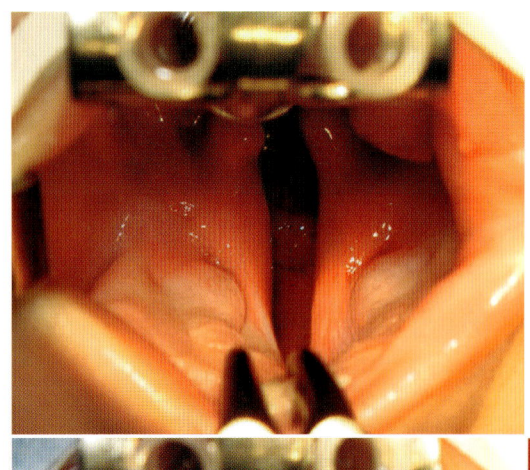

図 4-a〜c.
症例：1歳1か月，女児．左側唇顎口蓋裂
a：鼻腔側粘膜と口腔側粘膜との移行部を確認
b，c：ピオクタニンでデザイン

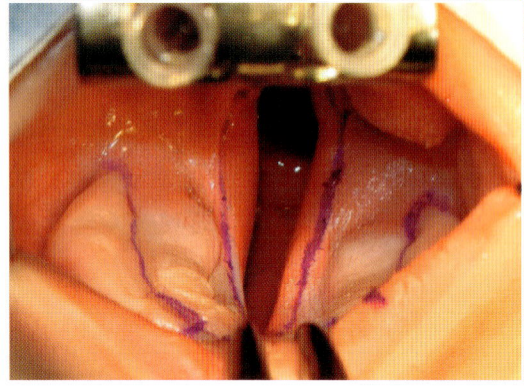

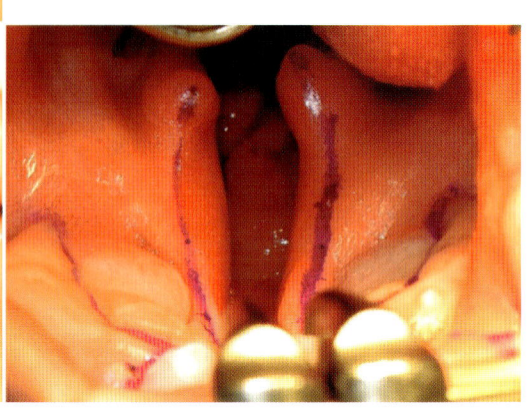

かないように気を付けると同時に，筋構造はできるだけ損傷しないように，形成弯剪刀で鋭的に切離する．翼突鈎部付近における口蓋帆張筋腱組織の付着部も丁寧に剝離しておく．

この時点で，左右の粘膜骨膜弁を有鈎鑷子で中央に軽く寄せて，正中で2〜3 mm 重なる位であれば，緊張が十分とれて縫合の準備ができたと考える．披裂縁部の緊張が強い場合には，その緊張の原因となっている部位に対して形成弯剪刀で減張を追加する．翼突鈎は，原則破折をしないが，披裂縁部の緊張の度合いにより破折することもある．

7．鋤骨粘膜骨膜弁(vomer flap)

完全口唇顎口蓋裂の症例では，硬口蓋前方の裂部閉鎖のために，鋤骨粘膜骨膜弁を作製し，鼻腔側粘膜と縫合をする．0.5〜1％キシロカインE入りなどの局所注射を併用した後，顎発育への配慮から，鋤骨粘膜骨膜弁の剝離挙上は，縫合が可能な程度にとどめ，一旦ボスミン入り生食込めガーゼを当てておく．

前方硬口蓋の閉鎖には，Veau 法，Pichler 法などの方法がある．手術のポイントは raw surface と raw surface が相接するように縫合し，縫合不全を回避する．マットレス縫合の併用も有用である．前方に瘻孔を作らないために縫いにくい前方から丁寧に縫合していく．

現在我々は，硬口蓋前方の歯槽突起部後端までを縫合の最前方部とし，歯槽部は顎裂部骨移植時に縫合をしている．

8．鼻腔側粘膜の縫合

縫合は，口蓋垂基部から 5-0 バイクリル®(ジョンソン・エンド・ジョンソン株式会社，東京)で結び目が鼻腔側粘膜側に出るように左右のバランスに気を付けながら，3 mm 間隔くらいで後方から前方に向けて行う．

軟口蓋部の鼻腔側粘膜にZ形成術を挿入し，軟口蓋の延長効果を獲得するようにする(図 3-d, e)．

9．口蓋筋輪の形成

口蓋帆挙筋，口蓋咽頭筋など筋破裂部に 4-0 ナイロンを用いて，端々吻合を3針くらい行い，口蓋筋輪を形成していく．

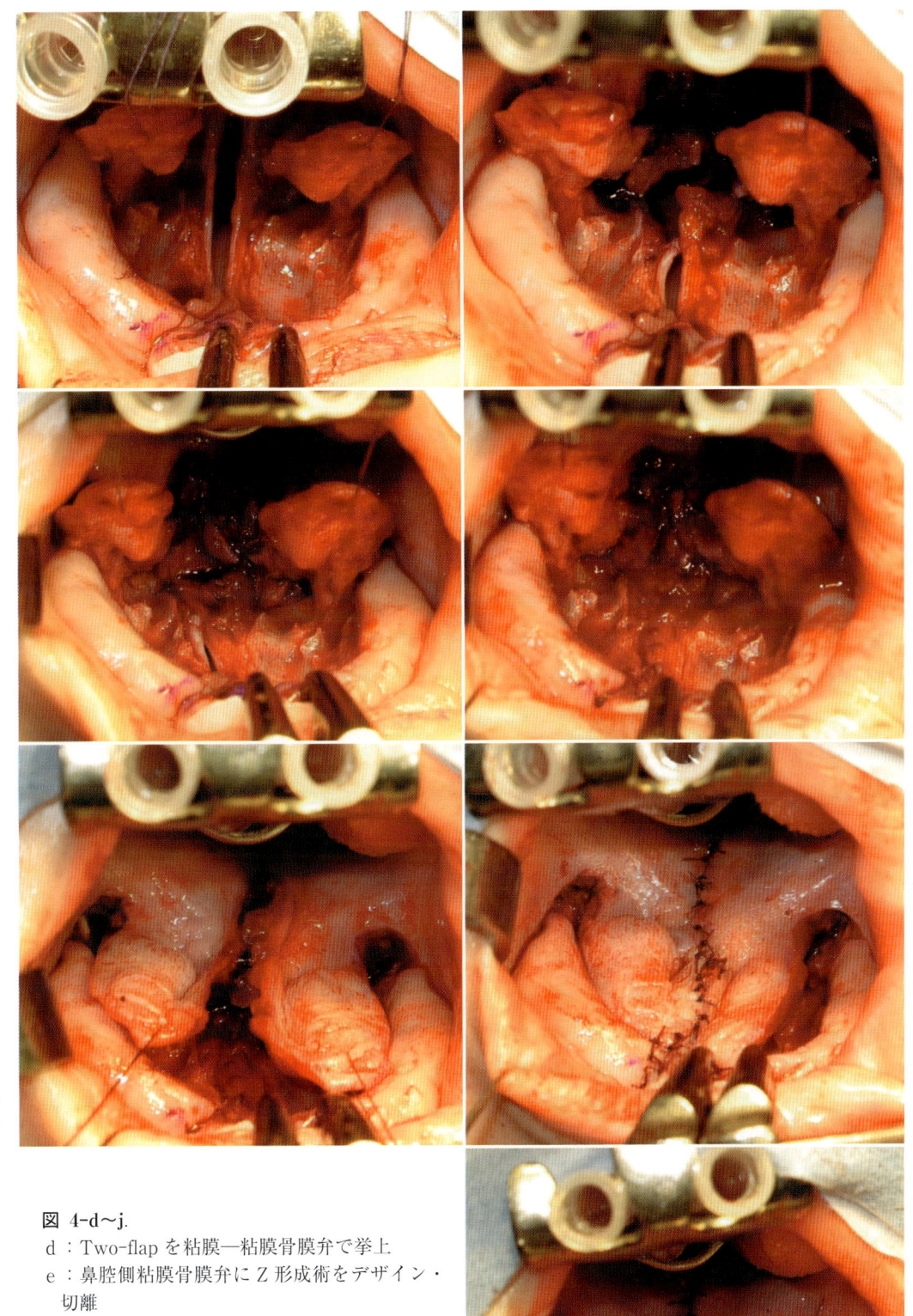

図 4-d〜j.
- d：Two-flap を粘膜―粘膜骨膜弁で挙上
- e：鼻腔側粘膜骨膜弁に Z 形成術をデザイン・切離
- f：Z 形成の皮弁の入れ替え
- g：Z 形成術を含めた鼻腔側粘膜骨膜弁を縫合
- h：口蓋筋輪形成直後
- i：正中部口腔側粘膜―粘膜骨膜弁を縫合
- j：5-0 バイクリル®（ジョンソン・エンド・ジョンソン株式会社，東京）で two-flap の粘膜―粘膜骨膜弁と周囲の歯槽部とを縫合

セファロ分析データ

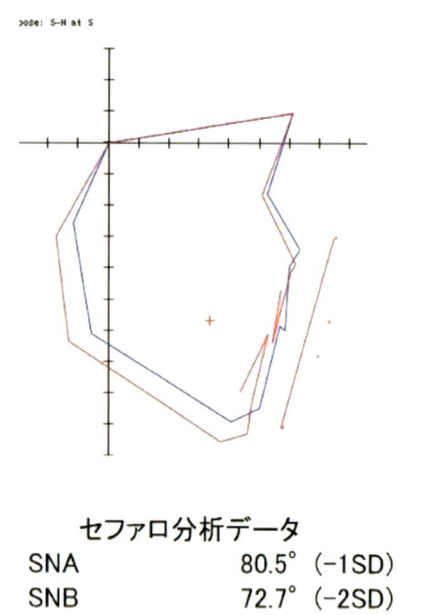

SNA	80.5°	(−1SD)
SNB	72.7°	(−2SD)
ANB	+7.76°	
上顎前歯歯軸傾斜角	79.4°	(−3SD)
下顎前歯歯軸傾斜角	84.0°	(−1SD)
下顎下縁平面角	33.0°	(+1SD)

図 5. 側貌プロフィログラムおよびセファロ分析データ（文献 14：山本（佐藤）友紀，土佐泰祥ほか：NAM 治療後に two-flap 口蓋形成手術を行った左側唇顎口蓋裂症例．日口蓋誌．11：14-21, 2006. より引用）
青線：標準値，赤線：患者
5 歳 10 か月時の側貌プロフィログラムで，上顎の前方歯槽部および前歯の舌側傾斜を認めた．上下顎関係は下顎の下方成長により上顎前突傾向を示している．

10. 口腔側粘膜の縫合

口腔側粘膜に際し，左右の粘膜―粘膜骨膜弁を前方に軽く引っ張り，容易に前方に届くことを確認しながら縫合を進めていく．口蓋垂の縫合は基部に 5-0 バイクリル®（ジョンソン・エンド・ジョンソン株式会社，東京）を 1～2 針縫合し，手前に軽度緊張をかけながら口蓋垂を鼻腔側に向かって縫い上げていく．その後，左右の粘膜―粘膜骨膜弁を中央で前方に向かって 3 mm 間隔位で縫合をする（図 3-f）．

治療症例の提示

代表症例を供覧する．

症　例：1 歳 1 か月，女児．左側唇顎口蓋裂（図 4-a）

ピオクタニンでデザインを行い（図 4-b，c），two-flap を粘膜―粘膜弁で挙上する（図 4-d）．鼻腔側粘膜骨膜弁に Z 形成をデザイン切離し（図 4-e），皮弁を入れ替え（図 4-f），縫合を進める（図 4-g）．Intravelar veloplasty 法にて筋肉縫合を行った後（図 4-h），口腔側の縫合に取りかかる．この時点で再度，強い緊張を伴わずに前方に raw surface なく two-flap の縫合が可能であること確認しながら，まず two-flap を中央で 5-0 バイクリル®（ジョンソン・エンド・ジョンソン株式会社，東京）などで縫合する（図 4-i）．緊張が強い時は開口器を少し緩めると容易になる．5-0 バイクリル®で周囲の歯槽部と縫合固定する（図 4-j）．

術直後の周術期管理も重要であり，抑制筒の使用とともに，食事は三分粥から全粥に 1 日ずつアップしていく[13]．

考　察

当科では，1980 年の昭和大学口蓋裂診療班開設以来は，Veau-Wardill-Kilner 法に準じた pushback 法が主流であった．1986 年に Furlow により報告された double opposing Z-plasty 法が導入され，1996 年から硬口蓋前方に人工真皮を貼付した改良型の pushback 変法も施行されてきた[4]．

本法は，2010 年から本格的に導入された．Two-flap 法は，硬口蓋前方に raw surface を残さない術式であることは先に述べたが，さらに，軟口蓋の延長効果のための軟口蓋への Z 形成術，intravelar veloplasty 法を組み合わせた方法を原則としている．

言語評価に関しては，1 歳から 1 歳 6 か月までの間に本法を施行した片側唇顎口蓋裂症例群のうち，4 歳台まで継続的に言語評価を行い検査対象となった 20 例についての，鼻咽腔閉鎖機能，構音

障害の発現頻度に関して，概ね従来通りで良好ではあるものの，経過観察期間，症例数を増した段階での評価が必要と考えている．

顎発育に関して，初期症例群で5歳10か月を迎えた片側唇顎口蓋裂症例の側貌プロフィログラムとセファロ分析データを呈示する（図5）[14]．顎発育は骨格性Ⅰ級と診断されているが，今後も更なる経過観察が必要と考えている．

新しい手術手技を伴う治療法の導入の際には，新たなノウハウの構築が必要となることが多い．当科では1980年に昭和大学口蓋裂診療班が開設されて以来，30余年のチーム医療の中で，いくつかの新しい口蓋裂治療の導入を経験してきた．口蓋裂の形態は多岐にわたることを考えて，症例ごとに術式を選択し，少しずつ工夫を加えることは大切である．新しい術式の評価には，顎発育の問題を包含した長期経過を要するものの，低侵襲で，良好な顎発育が期待できることに加え，術式の適応の広さ，簡便さも同時に重要と考えている．Salyerらは，two-flap法に関して20年という長期の経過の中でその優れた術式であることを報告している[14]．人種差の問題なども踏まえ，日本人に対しての中長期経過を慎重に評価していく必要性があると考えている．

今回，硬口蓋前方にraw surfaceを残さないtwo-flap法を基本として，軟口蓋部でのZ形成術作成に，intravelar veloplasty法を組み合わせたtwo-flap変法による初回口蓋形成術について，症例を供覧するとともに術式の詳細とコツを呈示して紹介した．

文献

1) Perko, M. A.：Primary closure of the cleft palate using a palatal mucosal flap：an attempt to prevent growth impairment. J Maxillofac Surg. **2**：40-43, 1974.
   Summary 上顎発育障害や歯列不全の要因として硬口蓋における骨膜剝離を考え，V-Y法切開であるが骨膜剝離は実施しないで，粘膜弁を作製した．粘膜弁の操作がやや繁雑で長い粘膜弁での壊死が報告され，two stage法へと移った．

2) 小浜源郁：私の行った口蓋形成手術と成績—粘膜弁変法と粘膜骨膜弁法の比較—．日口蓋誌．**16**：151-160, 1991.
   Summary 口蓋形成術のpushback法の際に生じるraw surfaceに対して，歯列弓に沿った部分は粘膜弁で，口蓋正中部は粘膜骨膜弁として挙上することで，瘢痕を軽減させる術式を報告している．

3) 鳥飼勝行：口蓋粘膜弁．形成外科ADVANCEシリーズⅠ-7．口唇裂口蓋裂の治療 最近の進歩．波利井清紀監修．pp111-118, 克誠堂出版, 1995.
   Summary 粘膜移植粘膜弁法で，上石法をさらに改良して，raw surfaceは粘膜移植で被覆し，大きなZ形成術による粘膜筋弁による鼻側粘膜の延長をその術式の特徴とする．

4) 土佐泰祥，保阪善昭：【口蓋裂初回手術のコツ】硬口蓋前方骨膜を温存した粘膜骨膜弁変法．PEPARS. **11**：14-21, 2006.
   Summary 口蓋裂初回形成術においてpushback法の顎発育の抑制効果を軽減させるべく，硬口蓋前方に人工真皮を貼付した方法の紹介が記載されている．

5) Furlow, L. T. Jr.：Cleft palate repair by double opposing Z-plasty. Plast Reconstr Surg. **78**：724-736, 1986.
   Summary Furlow自身が著したFurlow法の原著論文で，シェーマが多用されている．

6) Randall, P., et al.：Experience with the Furlow double reversing Z-plasty for cleft palate repair. Plast Reconstr Surg. **77**：569-574, 1986.
   Summary Furlowの方法の追試であるが，発刊時期がFurlowよりも先となり，また症例数もFurlowの原著より多い報告となっている．

7) Bardach, J.：Cleft lip and palate. Warsaw：PZWL, 1967.(*In Polish*)
   Summary Bardachが最初にtwo-flap palatoplastyをポーランド語で著した論文．ポーランド語であったため，その後の英語記載により世に広く知られるようになった．

8) Bardach, J., et al.：Influence of two-flap palatoplasty on facial growth in rabbits. Cleft Palate J. **16**：402-411, 1979.
   Summary 兎を用いて，two-flap palatoplastyの顔面成長抑制への影響の強弱の確認を行った実験の論文．

9) Bardach, J., et al.：The influence of two-flap palatoplasty on facial growth：in beagles. Plast Reconstr Surg. **69**：927-935, 1982.
　Summary　ビーグルを用いて，two-flap palatoplasty の顔面成長抑制への影響の強弱の確認を行った実験の論文．

10) Bardach, J.：Unilateral cleft palate repair. Current therapy in otolaryngology-head and neck surgery. Gates, G. A., ed.. 1984-1985 Decker, Philadelphia, 1984.
　Summary　Bardach の two-flap palatoplasty について，英語で記載されている．

11) Bardach, J.：Two-flap palatoplasty：Bardach's technique. Operat Tech Plast Surg. **2**：211-214, 1995
　Summary　理解しやすいシェーマとともに Bardach の two-flap 法が呈示されている．

12) Kriens, O. B.：An anatomical approach to veloplasty. Plast Reconstr Surg. **43**：29-41, 1969.
　Summary　Veloplasty 法を最初に報告した論文．

13) 土佐泰祥，吉本信也：【形成外科における手術スケジュール―エキスパートの周術期管理―】唇顎口蓋裂の周術期管理．PEPARS. **83**：18-26, 2013.
　Summary　唇顎口蓋裂の周術期で，術前，術中，術後の管理について，クリニカルパスの紹介とともに記載されている論文．

14) 山本（佐藤）友紀，土佐泰祥ほか：NAM 治療後に two-flap 口蓋形成手術を行った左側唇顎口蓋裂症例．日口蓋誌．**11**：14-21, 2006.

15) Salyer, K. E., et al.：Two-flap palatoplasty：20 year experience and evolution of surgical technique. Plast Reconstr Surg. **118**：193-204, 2006.
　Summary　Two-flap palatoplasty の 20 年にわたる経験を綴った Salyer からの論文．

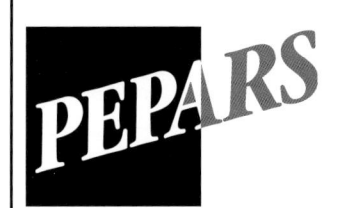

◆特集／口蓋裂の初回手術マニュアル—コツと工夫—

頬筋粘膜弁による軟口蓋鼻腔側延長を併用した two-flap palatoplasty

藤田研也[*1]　杠　俊介[*2]

Key Words：口蓋裂（cleft palate），頬筋粘膜弁（buccinator musculomucosal flap），two-flap palatoplasty, intravelar veloplasty，口蓋延長（palatal lengthening）

Abstract　Bardach により提唱された two-flap palatoplasty は欧米で広く行われている方法であるが，日本国内ではあまり普及していない．Two-flap palatoplasty は術後の raw surface が少なく，顎発育抑制は少ないとされる術式であるが，その術式の不安要素として，口蓋延長の不十分さがある．それを補うために頬筋粘膜弁補充による鼻腔側粘膜延長を加えた術式を行っている．頬筋粘膜弁の利用により，muscle sling の位置をより適正に，後戻りなく配置できる上，軟口蓋剝離による菲薄化から生じる口蓋瘻孔も予防できるという利点がある．いくつかの合併症もあるが，対処法も交え紹介する．

はじめに

口蓋裂形成術の目標は，良好な鼻咽腔閉鎖機能を獲得させることである．それと同時に上顎発育抑制を極力生じないように配慮することも求められる．

日本国内では，顎発育抑制は生じるが，鼻咽腔閉鎖機能が良いとされる pushback 法が多くの施設で採用されてきた．

一方で，Furlow 法[1)] は顎発育抑制が少なく，鼻咽腔閉鎖機能も良好とされ，多くの施設で行われるようになっており，報告も多くみられる．しかし，幅の広い口蓋裂では適応しにくく，その施行には高い技術が求められる．

1967 年に Bardach が報告した two-flap palatoplasty[2)~6)] は広い裂幅の症例にも適応でき，顎発育抑制も少ないとされる術式である．欧米では広く普及し，施行している施設も多い．しかし，これまで pushback 手術を施行してきた術者としては，一見口蓋延長が極僅かであることが，心配な点であり，実際に無理に行うと short palate を形成してしまう可能性がある．我々はその弱点を補うため，裂が広い症例や，咽頭の深い症例にも対応すべく，頬筋粘膜弁（buccinator musculomucosal flap；BMMF）[7)~10)] を併用しての鼻腔側粘膜延長を併用した術式で two-flap palatoplasty を行っている．その術式の実際について述べる．

方　法

1．手術準備
1）外来での患者診察のポイント

口蓋裂手術は 1 歳前後の小児にとっては侵襲の大きな手術である．患者保護者への問診は丁寧に行う．哺乳方法，哺乳量，現在の呼吸状態，現在のいびき，無呼吸の有無，出生直後の上気道閉塞の有無，離乳食形態，食物アレルギー，薬物アレルギー，中耳炎の有無，他の先天性疾患の合併の有無を聴取する．口蓋裂児では滲出性中耳炎を高率に合併する．口蓋裂手術の際に同時に鼓膜換気チューブ留置を行えるよう，耳鼻咽喉科医と連絡

[*1] Kenya FUJITA，〒399-8388　安曇野市豊科3100　長野県立こども病院形成外科・口唇口蓋裂センター
[*2] Shunsuke YUZURIHA，〒390-8621　松本市旭3-1-1　信州大学医学部形成再建外科学講座，准教授

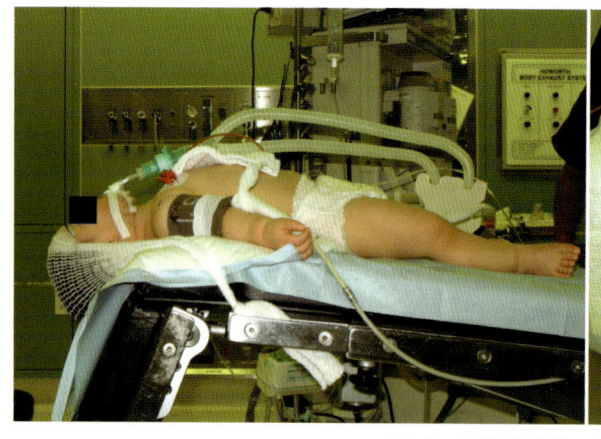

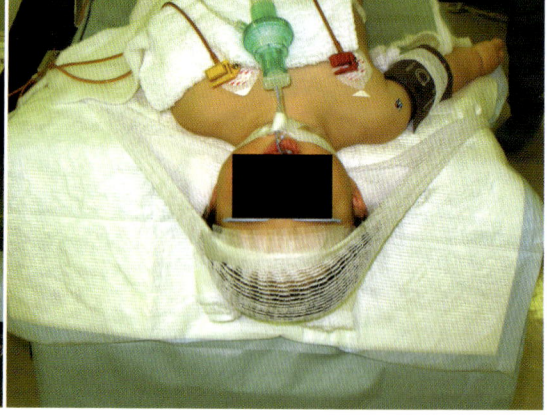

図 1. 口蓋裂手術のための懸垂頭位　　　　　　　　　　　　　　　a|b
a：ネット包帯を用いて，頭をハンモック状に支えている．幼児は頭が重いが，滑り落ち防止の
　効果がある．
b：正面から見たところ．前額部に紙テープで固定する．

を取り合っておく．心奇形など，他の重篤な疾患を合併している場合には，主治医，麻酔科医と綿密な連絡を取り，手術の段取りについて相談しておくことは必須である．

2）手術時期

手術時期は，1歳〜1歳3か月程度を目安に行っている．上気道閉塞の既往がある小顎症の児では1歳6か月まで待機することも多い．他の重篤な合併症がある場合にはこの限りではなく，家族，他科主治医と相談しながら手術時期を決める．

2．手　術

1）挿管チューブの種類

気管内挿管チューブは通常 RAE チューブを用いる．しかし当院では，口蓋裂術後は，気管内挿管，鎮静下のまま ICU に入室し一晩管理しており，その呼吸管理には RAE チューブは不適である．そのため，手術中から通常のストレートチューブを用いている．

2）手術体位

懸垂頭位で行う．懸垂頭位で頚椎脱臼を生じる可能性もあるため，術前に側面 X 線像で最大前屈位，後屈位を撮影し，頚椎の動揺性を確認しておく．口蓋裂児は気管内挿管困難な場合もあり，喉頭展開のため無理な頚椎後屈を要することも考えられるため，その面でも重要な情報となる．

ヘッドダウンのできるベッドを用い，大きめの肩枕を入れて懸垂頭位をとる．乳幼児は頭部が重く，術中に頭側にずり落ちる危険があるため，筆者はネット包帯を用いて頭を吊るすように手術台に固定している．この固定により，頭の重さは支えられるため，頚椎への負担も減少できると考えている（図1）．

3）視野の確保

2.8倍ルーペと手術用ヘッドライトを用いている．Intravelar veloplasty の際には視野が重要であり，Sommerlad は顕微鏡の使用を勧めている[11]．筆者もそれに倣い手術用顕微鏡を用いたことがあるが，two-flap palatoplasty では硬口蓋前方の処置がしにくいことから，通常の手術では使用していない．

4）開口器

開口器はディングマン開口器を用いている．開口させる際には，開口器の舌圧子で挿管チューブをつぶしてしまわないように，チューブの脇に注射針のふたを差し込んでいる．開口器の舌圧子と歯，歯槽により，舌を挟み込んでいると舌が虚血になり術後腫脹（図2）の原因となるため，1時間ごとに開口器を外して，舌の圧迫を解除している．こうすることで，術後腫脹は回避できている．

5）手術デザイン（図3）

Two-flap palatoplasty の原法通りデザインする[3]．ただし，硬口蓋前方，側方の骨膜を出来るだけ温存して粘膜弁として挙上することで，pushback を要する場合や，側方に raw surface を生じ

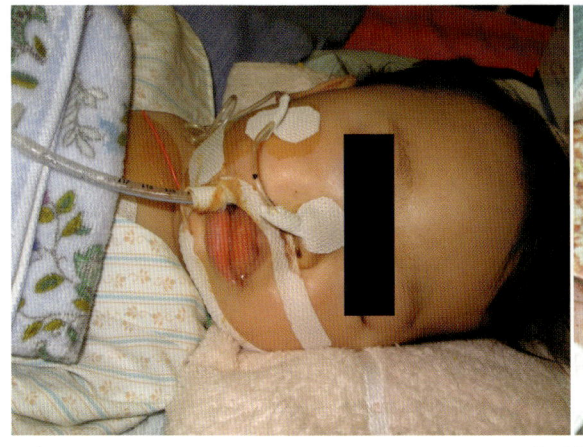

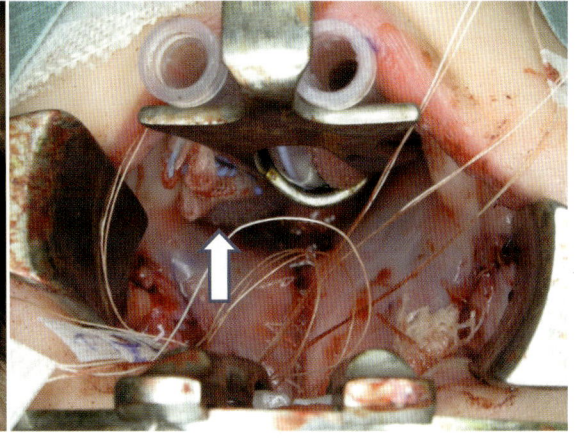

図 2. 口蓋裂術後の舌腫脹
a：口蓋裂術後に舌腫脹をきたし，5日間の人工呼吸管理を要した例
b：同症例の術中写真．矢印：舌圧子で圧排された舌が紫色を呈している．

る場合に骨露出をなるべく少なくするように配慮する．軟口蓋は鼻腔側，口腔側粘膜の境界で切開し，硬口蓋は粘骨膜弁を左右縫合する部分がしっかりと骨膜を含むように，裂縁からやや外側の部分を切開する．

6) 局所麻酔

0.5％リドカインエピネフリン入りを局注する．大口蓋動脈内に薬液が入らないよう注意する．出血量を抑えるため，粘膜内，骨膜下の両方に注射する．片側口蓋で3〜4ml程度である．局所麻酔後，粘膜が白くなるまで5分程度待つ．

7) 口蓋の切開，剝離

出血で術野が見えなくなることを避けるため，軟口蓋から切開を行う．口蓋垂付近を鑷子で把持し，前方から後方に向けて11番メスで切開する．口蓋垂先端は頂点を超えて切開しておくと，術後の口蓋垂裂になりにくい．ついでメスを15番に持ち替え，軟口蓋硬口蓋移行部から前方へ向けて切開を延長する．この時，裂縁の部分は骨膜まで切れるようしっかりと口蓋骨，上顎骨にあてて切開する．先端まで切開したら，次に上顎結節後方に移る．上顎結節後方から前方に向かい，デザイン通りにメスをややねかせるようにして切開し，硬口蓋の前方，外側の骨膜を温存する．次に左手にマッカンドー無鉤鑷子を，右手に口蓋裂剪刀を持ち，鑷子の先を粘膜弁先端に差し込み軽く持ち上げながら口蓋裂剪刀の刃先を硬口蓋に向けるよ

うにして，細かく動かし，骨膜を温存しつつ粘膜弁を挙上して行く．適宜バイポーラで止血しながら進む．口蓋皺襞の後端よりも後方では急に粘膜が薄くなり，粘膜弁に穿孔する可能性があるので，注意して進む．あくまでも骨膜温存はオプションであり，粘膜弁の血流の方が優先される．粘膜が薄くなる部位まで進んだら骨膜を切開し，骨膜下に入る．この時点で大口蓋動脈は切断されるので，先端と口蓋側の断端をしっかりと止血しておく．さらに後方に向かって骨膜下剝離を進めると，口蓋棘がみえてくる．大口蓋動脈はこの口蓋棘よりも後方外側にあるので目印にするとよい．注意深く剝離を進めると大口蓋孔，大口蓋動脈がみえる．裂縁の骨膜下剝離を進め，硬口蓋後端（後鼻棘）を確認する．この部位には口蓋帆挙筋の異常付着があり，しっかりと骨膜下で剝離を行わないと粘膜骨膜弁が菲薄化するため丁寧に行う．この部位の筋の付着は口腔側粘膜側に挙上する．

次に骨膜下剝離を硬口蓋後端に延長し，口蓋帆張筋を露出する．これは硬口蓋後端に付着する白色の筋膜状組織であり，この層にうまく入れるかどうかが intravelar veloplasty の成否を決定する．うまく入るコツは，硬口蓋後端にある dimple を意識することである[11]．この dimple の下層には小唾液腺がある．それが口蓋帆張筋と硬口蓋後端でできたくぼみにはまっている．硬口蓋後端からやや剝離子を立てるようにして，口蓋帆張筋

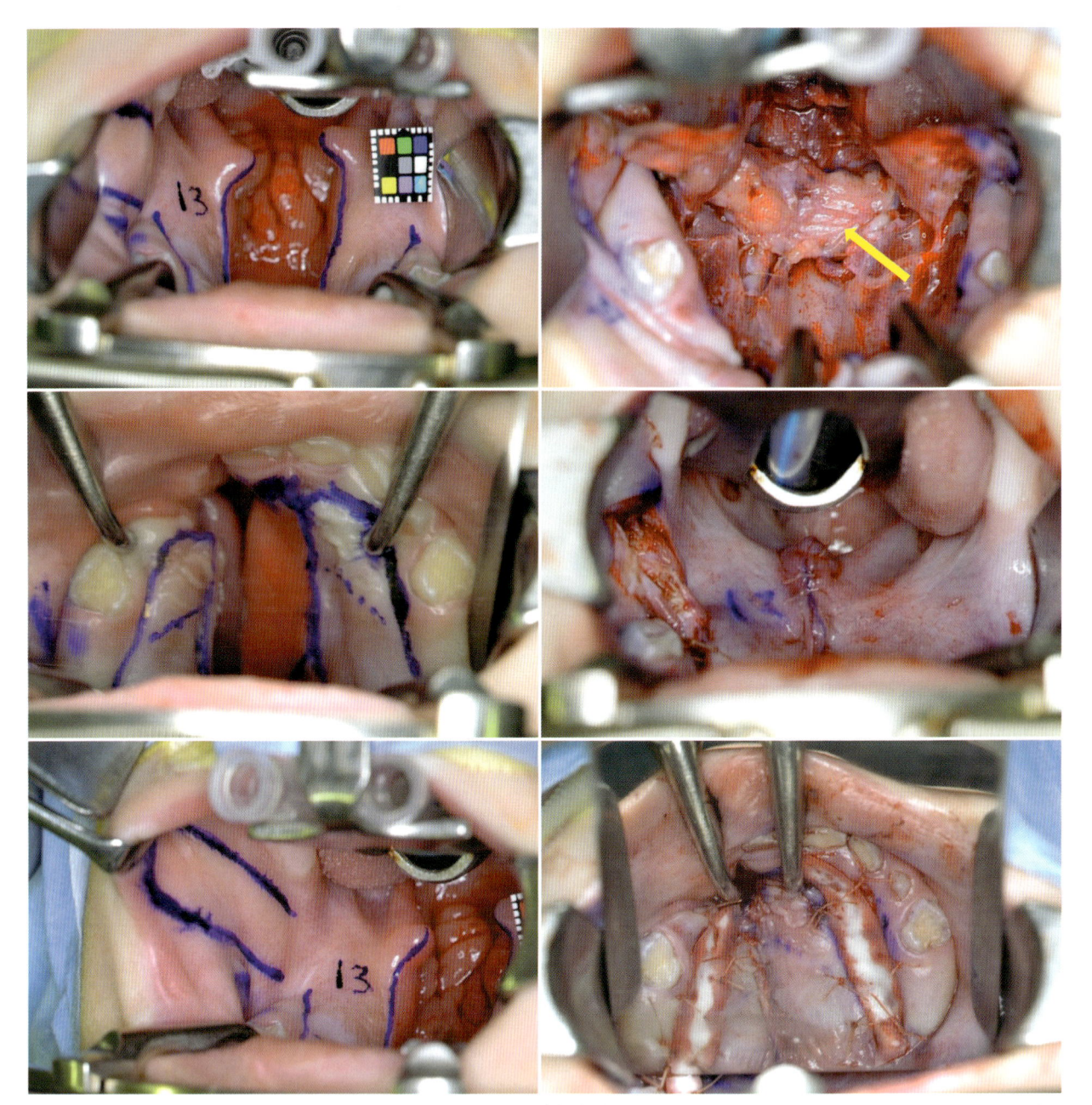

図 3. 手術症例
左唇顎口蓋裂で術前顎矯正は行っていない．裂幅の大きい口蓋裂（硬口蓋後端で 13 mm）．顎裂幅も大きい．
a：軟口蓋デザイン
b：硬口蓋デザイン
c：頬筋粘膜弁デザイン
d：鼻腔側粘膜に頬筋粘膜弁を充填したところ（矢印が頬筋粘膜弁）
e：軟口蓋縫合後
f：硬口蓋縫合後テルダーミス縫合

a	d
b	e
c	f

にあてるようにしながら口腔側粘膜を剝離挙上する．その際決して口腔側粘膜が薄くなりすぎないよう注意する．口蓋帆張筋を確認しつつ，剝離子と 15 番メスにより鈍的に剝離を行う．鼻腔側に筋層が残り，口腔側には小唾液腺が付着している状態にする．このまま，軟口蓋の後方へ向けて剝離を進めておく．

次に大口蓋動脈の剝離に移る．大口蓋孔を確認

し，大口蓋動脈，神経の走行を粘骨膜弁内に確認する．次に大口蓋動脈の内側骨膜に縦に2mm程度の切開を行い，粘膜下の脂肪組織の軽度のherniationを確認する．その切開より，弯曲した口蓋裂用剝離子を挿入し，神経血管束の後方をまわって，神経血管束を確保する[3]．その剝離子より後方の組織には小口蓋動脈，神経，口蓋帆張筋の口蓋粘膜側の付着があるが，すべてバイポーラで焼却する．その後に鑷子で粘骨膜弁を把持し前方に牽引しながら，ゆっくりと弯曲剝離子を後方に押し込むと，粘骨膜弁の完全授動ができる．この時点で十分に内側に移動できることを確認する．

8）鼻腔側粘膜の縫合

軟口蓋の先端から5-0バイクリルで縫合し，前方に向かって縫い上げる．口蓋垂は口蓋垂裂にならないように丁寧に粘膜を合わせる．この時，粘膜が内反しないように縫合することが創離開を防ぐために重要である．結節は鼻腔側になるように縫合する．

9）筋層の剝離・縫合[5)11)〜13)]

鼻腔側粘膜を縫合すると，筋層にテンションがかかり剝離しやすくなる．正中縫合線から1〜3mm程度外側を15番メスで，筋層のみ切開，剝離する．次に硬口蓋後端から口蓋帆張筋を含めてメスで剝離を行う．口蓋帆張筋の外側では後方に向かい減張切開を行い，筋層の内側への移動を容易にする．鼻腔側粘膜と口蓋帆挙筋は軟口蓋外側ではルーズな接着であり，粘膜剝離子で容易に後方に移動することができる．口蓋帆挙筋の外側前方から口蓋帆挙筋へ支配神経血管束が走行しているため，それを損傷しないように注意する．軟口蓋の後方1/2にまで後方化できるように剝離を行う．

筋層は4-0 PDS®IIで縫合する．軟口蓋鼻腔側に結紮がくるように単純結紮あるいは水平マットレス縫合で3針縫合する．筋肉の緊張は過度にならず，かつ緩すぎないようにしている．

10）頬筋粘膜弁の補充

この時点で裂幅の狭い口蓋裂では，口腔と鼻腔は遮断されている．一方鼻腔側粘膜が縫合できず，鼻腔側粘膜に欠損を残す口蓋裂症例では全例頬筋粘膜弁を挿入している[8]．鼻腔側粘膜に十分なゆとりがあり，作成した筋索が咽頭後壁に容易に付着するようであれば，以下に記述する頬筋粘膜弁は不要である．迷う場合には，安全域をとって，頬筋粘膜弁の利用を積極的に行っている．

頬筋粘膜弁の利用をする場合には，鼻腔側粘膜を硬口蓋後端から2mm程度の位置で横方向に切開する．この時咽頭側壁まで切り上げる必要はない場合がほとんどである．この操作で軟口蓋鼻腔側粘膜に菱形の粘膜欠損が生じるが，筋層の位置は多くの場合咽頭後壁から数mmの良好な位置に形成される．欠損の大きさに応じ頬筋粘膜弁の幅を決定するが，多くは約1cm幅前後である．

11）頬筋粘膜弁の挙上，縫合

最初に耳下腺管開口部を涙管ブジーで確認し，マーキングしておく．上下臼歯間の粘膜から口角へ向かい，耳下腺管を避けて，欠損に応じた幅（通常1cmほど）の粘膜弁をデザインする．筋粘膜弁挙上は先端から行う．先端は粘膜のみで挙上し，耳下腺管の少し手前から頬筋を含むように剝離をしていく．この時頬脂肪が露出しやすいので，できるだけ隔膜を損傷しないよう注意する．頬側を助手が2爪鉤で牽引しつつ，術者は粘膜弁を把持して，15番メスを用いて挙上を進めると層を確認しやすい．先端が粘膜欠損に届く位置まで剝離を行う．次に頬筋粘膜弁を同側の大口蓋神経血管束の後ろを通し，軟口蓋鼻腔側に移動させ，先ほど生じた菱形欠損に頬筋粘膜弁を縫合していく．縫合には5-0バイクリルを用いる．この操作で，鼻腔側粘膜は延長され，筋索も軟口蓋長の1/2よりも後方に位置することになる．

12）口腔側粘膜の縫合

軟口蓋先端から前方に向かい口腔側粘膜を5-0バイクリルで縫合する．剝離した粘骨膜弁の先端を元の位置に戻すことにこだわりすぎると前方に牽引してしまうことになり，short palateになる場合があるので，注意する．特に形成した筋索の位置が前方にずれないように注意する．筋索のす

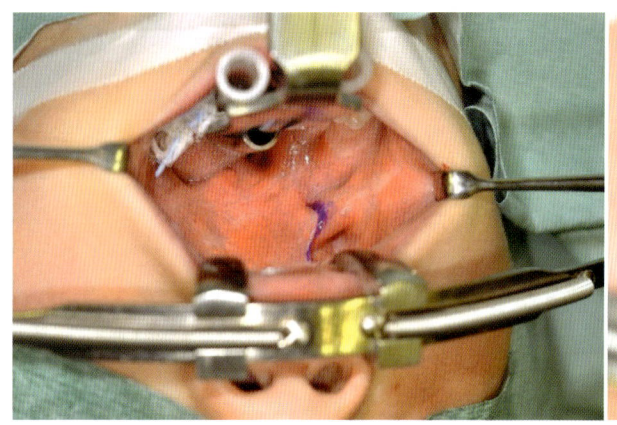

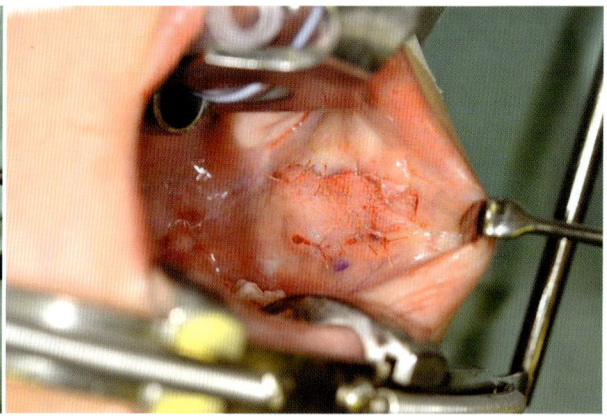

図 4. 頬粘膜弁拘縮切り離し手術
a：左頬粘膜拘縮基部切り離しデザイン
b：頬に戻して縫合した．

ぐ前方で，口腔側から鼻腔側粘膜にぬける anchor suture を行い，筋索の位置を決定することは，軟口蓋血腫の予防のためにも重要である[11]．Furlow 法[1]では anchor 縫合は行わないが，two-flap palatoplasty では anchor suture の重要性を Bardach が述べている[3)4)]．広い口蓋裂の場合は，歯槽弓の内側に骨露出を生じるが，同部位にはテルダーミス®をあてて，5-0 バイクリルで縫合固定している．

13) サクションテスト

十分な長さの口蓋が形成できたことを確認するために，サクションテストを行う[14]．

開口器をゆるめた状態で，片方の鼻腔に吸引管を入れ，反対側の鼻孔を用手的に閉鎖して軟口蓋の動きを観察する．咽頭後壁に吸着されれば問題ないが，短口蓋，深咽頭の場合には陰圧形成ができない場合がある．必要に応じ口腔側粘膜の縫合を外し，口腔側粘膜の pushback 法を追加する．

14) 頬筋粘膜弁採取部の縫合

頬筋粘膜弁採取部は縫合閉鎖する．口角付近は開口器をかけたまま縫合可能だが，臼歯付近は緊張が強いので，開口器を外してから縫合する．

3．術後管理

経管栄養は通常行わず，手術翌日より術後 1 週間まで完全にペースト食を摂取させる．術後は哺乳瓶を加えることは許可していない．水分はコップ，スプーンで摂取させる．上肢の抑制帯は入院中のみ装着することが多い．術後 1 週間で創部の問題がなければ退院とする．帰宅後も術後 4 週間はペースト～軟菜刻み食までとしている．退院前に栄養士から指導を行っている．

口腔内歯槽弓内側に縫合したテルダーミス®は術後 10～14 日で，外来で抜糸し除去している．この頃には骨露出があったとしても，表面は肉芽で覆われている．

4．頬筋粘膜弁の合併症

1) 頬筋粘膜弁基部拘縮

我々の術式では頬筋粘膜弁は island flap にしないため，基部の拘縮は必発である．Freedlander らは頬筋粘膜弁と two-flap palatoplasty の併用で，頬筋粘膜弁拘縮を 26％ に認めたと報告している[15)]．我々は確実な血流の温存と，粘膜拘縮解除のしやすさを考えて，口蓋粘骨膜弁の切開線と頬筋粘膜弁の切開線の基部が連続しないようにデザインしている．こうすると，術後には頬粘膜と口蓋粘膜間をつなぐ円柱状の粘膜弁（粘膜弁の茎）が存在することになる．臼歯が萌出するまではかんでしまうことはない．この茎状の頬筋粘膜弁基部の修正手術は，頬筋粘膜弁手術を施行した全例で行っている．唇顎口蓋裂児では就学前の顎裂部骨移植の際に併施し，口蓋裂単独児では 3 歳以降で鼻咽喉閉鎖機能良好を確認できた後に行っている．基部を茎状にしていることで，図 4 のごとく，頬に一部戻すことができ，成長後の開口制限を生じにくいと考えている．

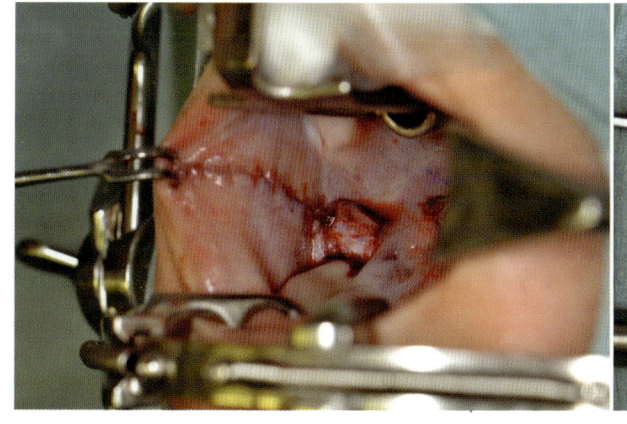

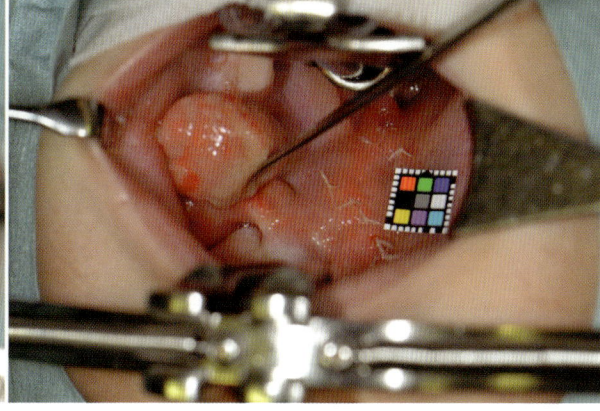

図 5. 頬脂肪ヘルニア
a：頬筋粘膜弁採取部．縫合直後
b：頬脂肪ヘルニアを生じた．術後 12 日目に切除を行った．

2）頬脂肪ヘルニア（図5）

頬脂肪ヘルニア[16]は通常頬粘膜の小さな外傷から頬脂肪が herniation する症状であるが，頬筋粘膜弁採取後もごく稀に同様の症状を呈する場合がある．筆者はこれまでで 80 例ほどの頬筋粘膜弁手術の経験があるが，そのうち 1 例で頬脂肪ヘルニアを生じた．筆者の経験例ではドナー縫合は問題なかったが，やや縫合の間隔が広かったためか，手術翌日に口腔内に大きく張り出した頬脂肪を認めた．切除することで問題なく治癒した．予防としては採取時に頬脂肪を極力露出させないことと，露出した場合には脂肪の隔膜および粘膜を密に縫合することである．

考　察

Two-flap palatoplasty は Bardach が 1967 年に提唱した術式で，pushback 法の切開線を用いるが，粘膜の後方移動をせずに裂を閉鎖する方法である．明らかに pushback 法よりも口蓋延長量が少なくなり，短小口蓋が懸念される．しかし，Bardach らは十分な口蓋延長が可能としており[3,4]，Salyer も同様の意見である[6]．

筆者の経験では，幅の広い口蓋裂や咽頭の深い口蓋裂[17]では two-flap palatoplasty 原法だけでは組織の不足を生じる例や，硬口蓋軟口蓋移行部に口蓋瘻孔を生じる例がある．そのため当施設では組織不足に対し，頬筋粘膜弁補充で対処している．手術の第一義は確実な鼻咽腔閉鎖の獲得であることを常に念頭に置き，必要に応じてさらに粘骨膜弁の pushback を併用することもある．

頬筋粘膜弁と two-flap palatoplasty の併用については Jackson らがその有用性を報告している[10]．

筆者の考える two-flap palatoplasty に頬筋粘膜弁を併用することの利点は，第一に手術の自由度が高く，十分な組織補充で思い通りの上咽頭，口蓋形態にしやすい点が挙げられる．第二に口蓋瘻孔の予防ができる点である．Intravelar veloplasty をより radical に行った場合には硬口蓋軟口蓋移行部の菲薄化があり，瘻孔の危険性が増すからである．

まとめ

Two-flap palatoplasty に頬筋粘膜弁を併用した術式の詳細について述べた．

参考文献

1) Furlow, L. T. Jr.：Cleft palate repair by double opposing Z-plasty. Plast Reconstr Surg. 78：724-738, 1986.
   Summary　Furlow 法の原法．必読の論文．
2) Bardach, J.：Rozszczepywafg；vgornej podniebienia. Warsaw, Panstwowy, zakland wydawn. Le Karkich, 1967.
3) Bardach, J., Salyer, K.：Surgical Techniques in Cleft Lip and Plate, (ed2). St Lousis, MO, Mosby-Yearbook, 1991.

Summary　Bardach の two-flap palatoplasty の理論について，詳しく述べられている．

4) Bardach, J.: Two-flap palatoplasty: Bardach's technique. Operat Tech Plast Reconstr Surg. **2**: 211-214, 1995.
Summary　手術術式について，わかりやすいイラストとともに詳しく述べられている．

5) Cutting, C. B., Rosenbaum, J., Rovati, L.: The technique of muscle repair in the cleft soft palate. Operat Tech Plast Reconstr Surg. **2**: 211-214, 1995.
Summary　Two-flap palatoplasty の際の筋形成について，積極的な筋肉の後方移動を勧めている．術式について詳細に述べられている．

6) Salyer, K. E., et al.: Two-flap palatoplasty: 20-year experience and evolution of surgical technique. Plast Reconstr Surg. **118**: 193-204, 2006.
Summary　Salyer の 20 年に亘る手術経験が書かれている．

7) Bozola, A. R., et al.: The buccinator musculomucosal flap: anatomic study and clinical application. Plast Reconstr Surg. **84**: 250-257, 1989.
Summary　頬筋粘膜弁の解剖学的裏付けとともに口腔粘膜再建について述べられている．

8) 近藤昭二ほか．軟口蓋鼻腔側の延長法．形成外科．**43**: 13-24, 2000.
Summary　頬筋粘膜弁による鼻腔側延長の必要性と具体的方法について，理論立てて詳細に述べられている．

9) Kaplan, E. N.: Soft palate repair by levator muscle reconstruction and a buccal mucosal flap. Plast Reconstr Surg. **56**: 129-136, 1975.
Summary　軟口蓋粘膜欠損の補填として用いる頬粘膜弁について初めて述べた．粘膜弁には筋層を含むことは述べられておらず，粘膜弁である．

10) Jackson, I. T., et al.: The Buccal flap—a useful technique in cleft repair?. Cleft Palate Craniofac J. **41**: 144-151, 2004.
Summary　Two-flap palatoplasty に頬筋粘膜弁を併用した術式で口蓋裂形成術を行った結果，優秀な成績であったことを述べている．

11) Sommerlad, B. C.: A technique for cleft palate repair. Plast Reconstr Surg. **112**: 1542-1548, 2003.
Summary　手術用顕微鏡を用いた intravelar veloplasty の方法が詳細に述べられている．

12) Andrades, P., et al.: The importance of radical intravelar veloplasty during two-flap palatoplasty. Plast Reconstr Surg. **122**: 1121-1130, 2008.
Summary　Two-flap palatoplasty に併用した Intravelar veloplasty の方法を比較し，筋索形成をより積極的に行った方が成績が良いことを述べている．

13) Kriens, O. B.: An anatomical approach to veloplasty. Plast Reconstr Surg. **43**: 29-41, 1969.
Summary　Intravelar veloplasty の概念を初めて示した論文．

14) Baker, S., Millard, Jr. D. R.: Intraoperative suction test as a predictor of velopharyngeal competence. Cleft Palate Craniofac J. **30**: 452-453, 1993.

15) Freedlander, E., Jackson, I. T.: The fate of buccal mucosal flaps in primary palatal repair. Cleft Palate Craniofac J. **26**: 110-113, 1989.

16) Clawson, J. R., Kline, K. K., Armbrecht, E. C.: Trauma-induced avulsion of the buccal fat pad into the mouth: report of case. J Oral Surg. **26**: 546, 1968.

17) Randall, P., et al.: Palatal length in cleft palate as a predictor of speech outcome. Palst Reconstr Surg. **106**: 1254-1259, 2000.
Summary　口蓋裂術前の軟口蓋の長さを，アデノイドとの相対的位置で 4 つに分類し，術後鼻咽腔閉鎖機能の予測因子とした．

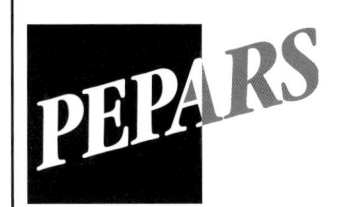

◆特集/口蓋裂の初回手術マニュアル—コツと工夫—

Pushback 法による口蓋裂初回形成術
—コツと中長期的観点での工夫—

河合　勝也*

Key Words：口蓋裂(cleft palate)，プッシュバック法(pushback method)，粘膜骨膜弁変法(modified mucoperiosteal flap method)，鼻咽腔閉鎖機能(velopharyngeal function)，顎発育(growth of maxilla)

Abstract　口蓋裂初回手術の目的は正常言語の獲得に加え，正常な顎発育による咬合・歯列の獲得である．従来 pushback 法は，安定して良好な言語成績を得られる術式として古くから施行されている．しかし，広範囲に及ぶ骨膜剥離により顎発育の抑制が問題とされるため，我々は顎発育を考慮し，硬口蓋前方の骨膜を温存した pushback 法を行っている．さらに，犬歯間狭窄の原因となる硬口蓋前方粘膜欠損部に対し，口蓋垂裂縁から採取した粘膜を移植し，固定法にも工夫を凝らすことで，瘢痕拘縮の原因となる創収縮予防を行っている．従来の粘膜骨膜弁を挙上する pushback 法と比較し，言語評価，顎発育評価でも良好な結果が得られているので，症例を提示とともに手術方法を紹介する．

はじめに

口蓋裂初回形成術の目的は，第 1 に正常言語機能の獲得である．そのためには単なる裂の閉鎖ではなく，十分に鼻咽腔閉鎖が可能となる軟口蓋を形成する必要がある．筋肉(口蓋帆挙筋)の再建と軟口蓋の延長を行うことにより，正常に近い解剖学的形態に戻すことが重要である．第 2 に正常な顎発育による咬合や歯列の獲得である．しかし，手術そのものが，口蓋に侵襲を加えることになるため，顎発育の影響をいかに最小限にとどめるか工夫を要する．

口蓋裂手術には種々の術式があり，それぞれ利点・欠点がある．個々の症例，術者の経験や施設の方針に応じて選択されている．我々の施設では 1977 年当科創設当初より Veau-Wardill-Kilner 法に準じた粘膜骨膜弁法を行ってきた．2003 年以後改良を加え，現在では pushback 法の欠点とされる上顎の発育抑制を克服するため，手術により raw surface となる硬口蓋前方部の骨膜を温存した術式を行っており，近年主流となってきている[1)~4)]．

本稿では現在行っている顎発育を考慮した pushback 法について，術式の紹介と中期的成績について述べる．なお本文中において，従来の粘膜骨膜弁法を従来法，硬口蓋前方骨膜を温存した粘膜骨膜弁法を骨膜温存法と表現する．

手術時期

正常言語機能獲得のためには早期手術が望ましく，生後 1 歳を目安に手術を行っている．発語前に正常な口腔内形態を整えておくことが重要であり，良好な言語成績が得られ，異常構音の発現が少なくなる．これが pushback 法の最大の利点である良好な言語習得につながると考えている．

手術方法

Pushback 法は，様々なタイプの口蓋裂に適応可能であるため，完全唇顎口蓋裂モデルで術式のポイントを説明する(図 1)．

---

*Katsuya KAWAI，〒606-8507　京都市左京区聖護院川原町 54　京都大学医学部形成外科，准教授

1．術前準備

手術は経口挿管での全身麻酔下で行う．体位は懸垂頭位とし，肩枕挿入や手術台のヘッドダウンを行い，口蓋平面が水平となる位置で固定する．挿管チューブは下顎正中固定とし，開口器を装着する．舌の過圧迫と挿管チューブ圧迫による換気障害に注意する．

2．デザイン

通常の pushback 法に基づきデザインを行う．軟口蓋後方移動後に raw surface になると予測できる硬口蓋前方部(図 1-a ピンク部)は骨膜温存部としてデザインしておく．

3．切　開

切開は 15 番メスを用いる．硬口蓋前方部で口蓋が深く切開しにくい場合は 12 番メスを用いると切開しやすい．歯槽堤内側部はできるだけ骨膜を温存するようメスを斜めに寝かして切開を加える．口蓋垂の切開の際，裂縁の粘膜を採取しておく．

4．粘膜骨膜弁挙上

次に粘膜骨膜弁の挙上に移る．硬口蓋前方部は骨膜を温存して粘膜弁として挙上する．ここがこの術式の一番のポイントである．骨膜は温存しつつ，粘膜弁が薄くならないよう細心の注意が必要となる．先端鋭の形成剪刀を用いて，剝離した粘膜面からの出血を確認しながら行えば骨膜に傷を付けずに剝離を行える．骨膜を温存すべき範囲の粘膜弁を剝離できたら，ここからは骨膜に切開を加え，骨膜剝離子を用いて硬口蓋後端まで骨膜下で一気に剝離を進めて粘膜骨膜弁を挙上していく．ただし，硬口蓋後端外側は大口蓋神経血管束が神経孔から出てくるため，確認しながら慎重に剝離を行う．神経血管束は神経孔の凹みから出てくるため確認は容易であるが，時に骨から外れていたり，解剖学的に異常走行をきたしているバリエーションもあるので，注意を要する．

神経血管束を確認できたら，L 字型剝離子や直角剝離子を用いて神経血管束周囲を剝離する．神経孔からフリーにすることで，大口蓋動静脈を血管茎とする粘膜骨膜弁が作成され，血管茎を延長することができる．軟口蓋の後方移動を行うためには，この血管茎が 1 cm 程必要となる．さらに軟口蓋まで筋肉直上で広く剝離を行うことで，粘膜骨膜弁に内後方へ大きく可動性を持たせることができる．それでも裂幅が広く，縫合時に緊張が強い場合には，神経血管束の直後に存在する翼突鈎を内側に破折することで口蓋帆張筋による緊張を緩めることができるが，あまり必要性を感じたことはない．

5．鼻腔側粘膜骨膜縫合

披裂縁の鼻腔側粘膜骨膜弁を，口蓋裂剝離子を用いて硬口蓋前方まで骨膜下に剝離する．鋤骨粘膜骨膜弁を挙上し，披裂側の粘膜骨膜弁と縫合して，裂部の鼻腔側を閉鎖する(図 1-b)．この際，鋤骨の剝離は最小限にとどめておく．なお，硬口蓋前方は可能な限り閉鎖しておくが，歯槽部まで深追いはしない．顎裂閉鎖骨移植時に閉鎖可能であるため，この時点で無理に侵襲を加えない．

6．筋肉再建

異常走行により硬口蓋後端に付着した口蓋筋群を 15 番メスで口蓋骨から切離し，メスと剝離子を用いて丁寧に鼻腔側粘膜から剝離していく．この際，粘膜の損傷に気をつける．軟口蓋の鼻腔側粘膜を適宜縫合して鼻腔側に緊張を与えることで，口蓋筋群は剝離しやすくなる．

剝離してフリーになった両側の口蓋筋群を鑷子でつまんで後方へ移動し，筋体が収縮した状態を予測してマットレス縫合を行い，筋肉束(muscle sling)を作成する(図 1-c)．筋体を 1 cm 程度重ね合わせることで筋体に緊張が加わった状態を作り出すことができる．

7．鼻腔側延長

鼻腔側の延長を伴わなければ，口腔側の粘膜骨膜弁の後方移動による延長のみでは軟口蓋が延長されたとは言えない．軟口蓋の鼻腔側粘膜の縫合とともに，硬口蓋後端の後方で 1 辺約 1 cm の Z 形成術を行い鼻腔側の延長を行う(図 1-b)．横方向の緊張が強い場合は，Z 形成は困難なため，鼻腔側粘膜を横切開し，切り離したままにしておく．

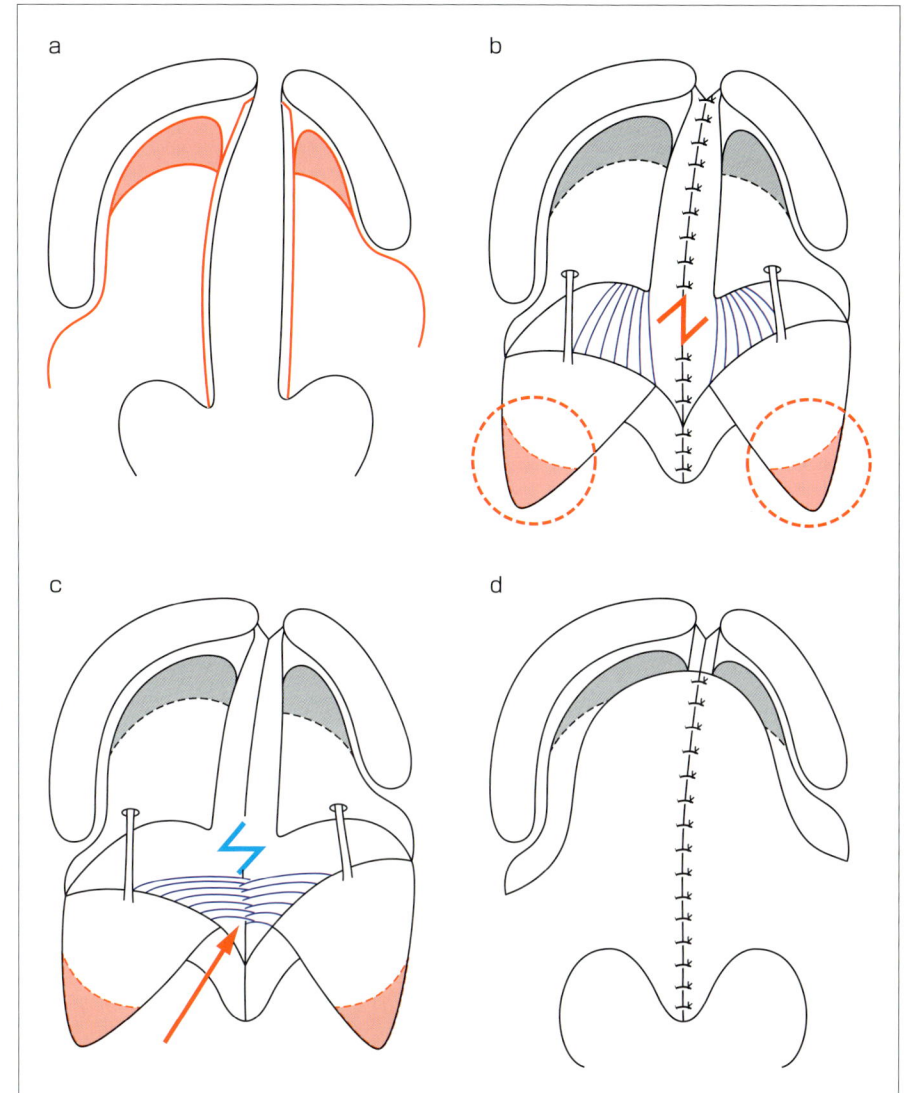

図 1.
Pushback 法（骨膜温存法）術式のシェーマ
　a：硬口蓋前方部骨膜温存法のデザイン（ピンク部は骨膜温存範囲を示す）
　b：粘膜骨膜弁（グレー部は粘膜弁部）挙上後，鼻腔側閉鎖と延長（Z 形成）
　c：筋肉束再建（muscle sling 作成）（矢印）
　d：硬口蓋前方粘膜欠損を伴う口蓋側延長

拘縮による後戻りを予防するために，切離した粘膜は筋体に縫い付けておく．

8．口腔側粘膜骨膜弁縫合と口腔側延長

口蓋垂基部に埋没縫合を行い，口蓋垂を作成する．口蓋垂の形態は口蓋裂手術において唯一外観上の再建として重要なポイントである．

挙上した粘膜骨膜弁を適宜マットレス縫合しながら，口腔側を閉鎖していく（図 1-d）．口蓋筋群を後方移動したことにより，特に硬口蓋後端やや後方が脆弱となるため，術後口蓋瘻孔ができないよう，丁寧な縫合を要する．

9．硬口蓋前方部処置

粘膜骨膜弁を後方移動することで生じた硬口蓋前方部の粘膜欠損に対して，先に採取しておいた口蓋垂裂縁の粘膜を移植する．これは早期上皮化により創収縮を少なくすることを目的としている．さらにコラーゲン吸収性局所止血材（アビテンシート®，インテグラン®）を貼付し固定する．患者家族への使用同意が得られた場合は，フィブリン糊（ボルヒール®）で固定し，さらにポリグリコール酸吸収性組織補強材（ネオベール®）を併用し，創収縮予防を行っている．

症　例

Pushback 法（骨膜温存法）による口蓋裂初回手術症例を供覧する．

1 歳，男児．左唇顎口蓋裂
ピオクタニンで切開線をデザインする．硬口蓋

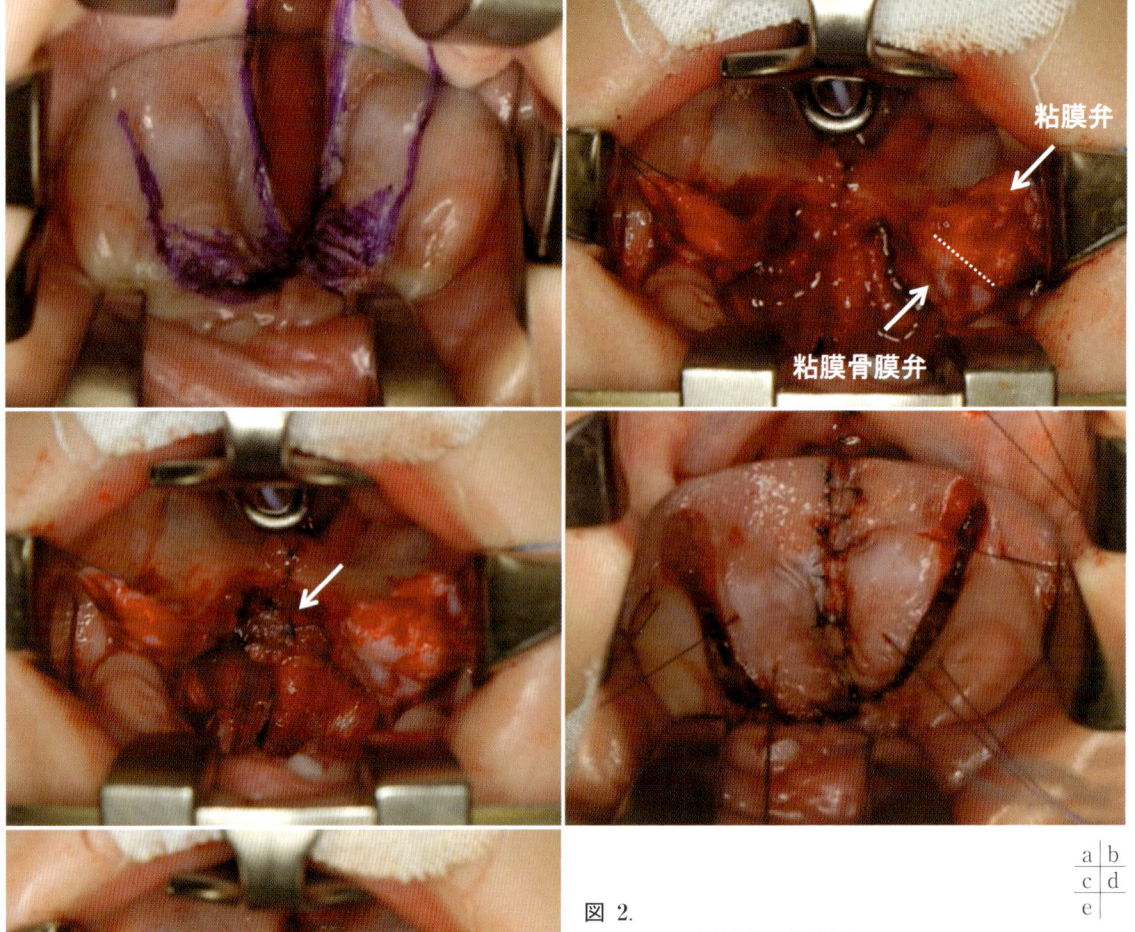

図 2.
Pushback 法(骨膜温存法)症例
 a：デザイン(ミラーイメージ)．硬口蓋前方の骨膜温存部を示す(斜線部)．
 b：粘膜骨膜弁を挙上したところ．前方の粘膜弁部から出血がみられる．
 c：筋肉再建(muscle sling 作成)．口蓋筋群の後方移動およびマットレス縫合による短縮を行う(矢印)．
 d：軟口蓋後方移動(ミラーイメージ)．軟口蓋後方移動に伴い硬口蓋前方部に粘膜欠損が生じる．
 e：硬口蓋前方粘膜欠損部の固定．粘膜欠損部に口蓋垂から採取した粘膜を移植し，ボルヒール®およびネオベール®で閉鎖．場合により，粘膜骨膜弁縫合部もネオベール®で補強する(矢印)．

前方部の骨膜を温存する範囲を斜線で示す(図 2-a)．粘膜骨膜弁を挙上する．先端部は粘膜弁のため，出血がみられる(図 2-b)．口蓋骨後端に付着する口蓋筋群を剝離する．この操作で軟口蓋は，口蓋側粘膜骨膜弁，筋体および鼻腔側粘膜の 3 枚おろしとなる．フリーになった筋体を後方に移動して，適度の緊張をかけてマットレス縫合を行い，筋肉再建(muscle sling 作成)を行う(図 2-c)．左右の粘膜骨膜弁を縫合する．この際，軟口蓋の延長に伴い硬口蓋前方部に粘膜欠損を生じる(図 2-d)．口蓋垂から採取した粘膜を硬口蓋前方の粘膜欠損部に移植し，ボルヒール®で固定する．さらにボルヒール®およびネオベール®を貼付する(図 2-e)．

Pushback 法(骨膜温存法)による中期的評価

口蓋裂初回形成術による評価は，言語評価と顎

発育評価が必要であるが，顎発育を考慮した術式に変更し，確立してから日が浅く，まだ長期的評価は得られていない．特に顎発育に関しては中期的評価も症例数が限られている．

ここでは現時点で評価し得た5歳時における成績について述べる．

1．対象症例

2005〜2010年に骨膜温存法にて口蓋裂初回手術が行われた片側唇顎口蓋裂症例で，歯科口腔外科および連携する矯正歯科にて咬合管理され，5歳前後で咬合模型採取可能であった症例は19例．その中で当院言語外来において定期的な経過観察と5歳時言語成績の評価が可能であった17例を対象とした．

2．5歳時言語評価

A．評価方法

鼻咽腔閉鎖機能は当院言語聴覚士による聴覚判定に加え，鼻息鏡による呼気鼻漏出，鼻咽腔ファイバースコピー所見を点数化し，4段階評価(excellent, good, fair, poor)とした．また構音は「ことばのテスト絵本」(日本文化科学社，1987年)を用いて構音障害の有無と種類を評価した．

表1．5歳時言語評価

鼻咽腔閉鎖機能	症例数(%)	構音障害
Excellent	8(47.0%)	声門破裂音1 未熟構音1
Good	6(35.3%)	口蓋化構音2 側音化構音1
Fair	2(11.8%)	
Poor	1(5.9%)	

骨膜温存法17例．鼻咽腔閉鎖機能は良好14例(82.3%)，構音障害は4例(23.5%)で言語成績は良好(1例重複)．

B．結　果(表1)

鼻咽腔閉鎖機能は，excellent 8例(47.0%)，good 6例(35.3%)，fair 2例(11.8%)，poor 1例(5.9%)であった．Poor 1例は，後日咽頭弁形成術を施行し鼻咽腔閉鎖機能の改善が得られた．

構音は，正常構音13例(76.5%)，構音障害は4例(23.5%)であった．口蓋化構音2例，側音化構音1例，口蓋化構音と側音化構音は1例で重複していた．声門破裂音1例，構音習得の遅れが生じたのは1例であった．構音障害がみられた症例には全例構音指導を行い，構音の改善が得られた．

3．5歳時顎発育評価

A．評価方法

5-Year-Old's Indexの基準模型を参照し，矯正歯科医3名，形成外科医1名，歯科口腔外科医1

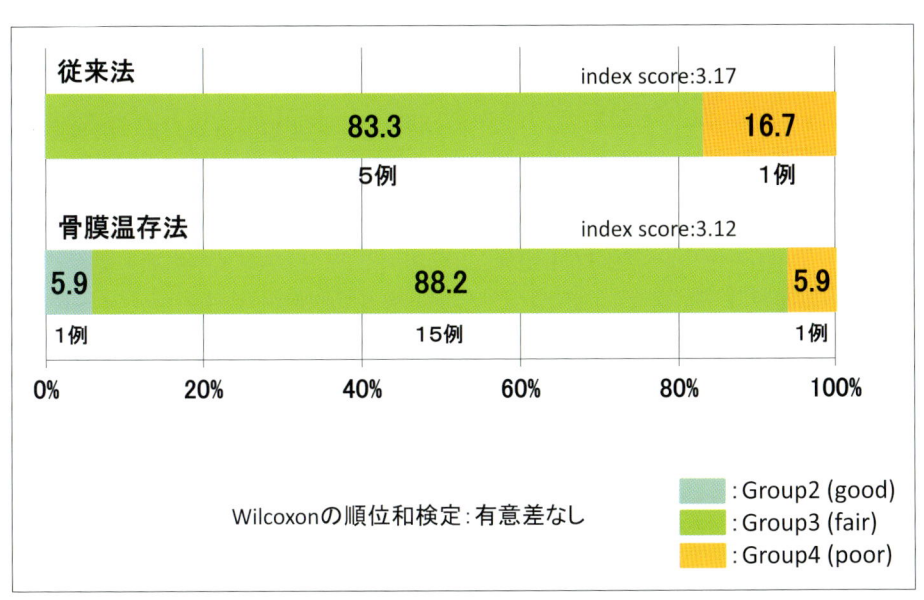

図3．5歳時咬合評価

両群に有意差はみられないものの，硬口蓋前方骨膜温存により，goodおよびfair症例の割合が増加し，将来骨格的改善を要する症例は減少する傾向がみられた．

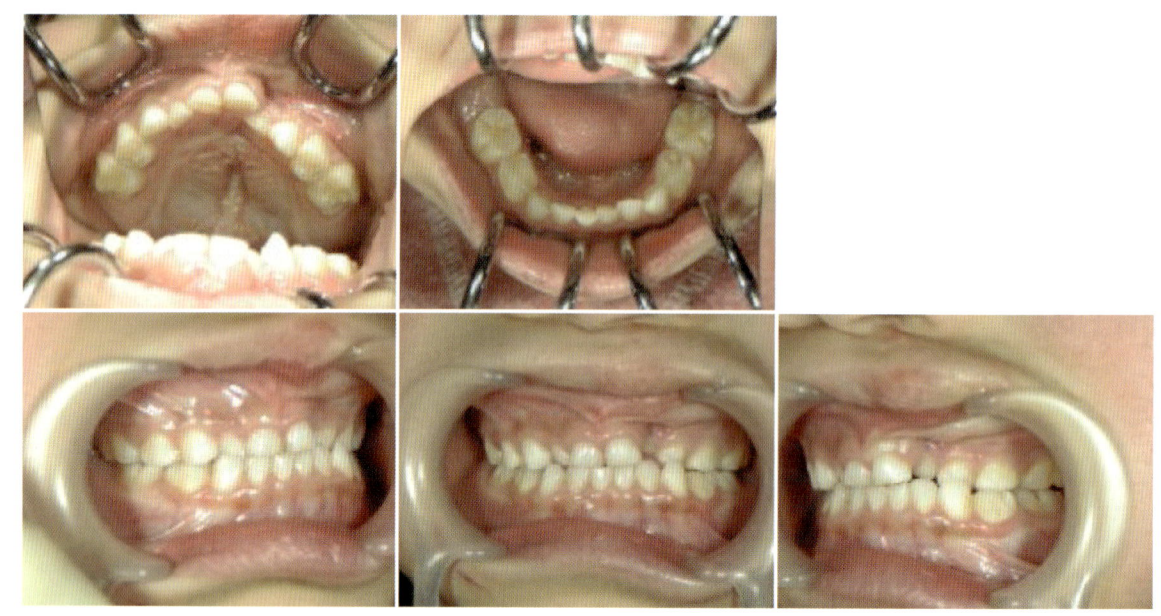

図 4. 症例1(5段階評価 good)：左側完全唇顎口蓋裂. 4歳3か月, 男児
1歳8か月時に骨膜温存法による口蓋裂手術施行. Hotz床装着なし.

名の計5名により5段階評価(1. excellent, 2. good, 3. fair, 4. poor, 5. very poor)とした. なお, 同対象期間内に評価可能であった従来法6例との比較検討を行った.

B. 結　果(図3)

硬口蓋骨膜温存法では, 平均 index score は 3.12, good 1例(5.9%), fair 15例(88.2%), poor 1例(5.9%)であった. 一方, 従来の粘膜骨膜弁法では, 平均 index score は 3.17, fair 5例(83.3%), poor 1例(16.7%)であった. Wilcoxon の順位和検定にて両群に有意差はみられなかった.

C. 症　例

5段階評価別症例を供覧する(図4〜6).

症例1：4歳3か月, 男児. 左唇顎口蓋裂

1歳8か月時に骨膜温存法にて口蓋裂初回手術施行. 5段階評価は good(図4).

症例2：4歳5か月, 男児. 右唇顎口蓋裂. 1歳6か月時に骨膜温存法にて口蓋裂初回手術施行. 5段階評価は fair(図5).

症例3：4歳4か月, 女児. 左唇顎口蓋裂

1歳3か月時に従来法にて口蓋裂初回手術施行. 5段階評価は poor(図6).

考　察

我々は, 口蓋裂初回手術の目的は正常言語の獲得が第一と考えている.

当院では口蓋裂手術は長年来 pushback 法を行っており, 粘膜骨膜弁法により良好な言語成績をおさめてきた[5]. 2段階法の出現により, 顎発育への影響が問題視されるようになり[6)7], 一時期顎発育を考慮して, 単語発語がみられるまで手術時期を遅らせる時代があった. しかしながら, 結果として顎発育は良好な症例もみられたが, ばらつきが多く有意差はみられなかった. また, 言語成績はやや劣る傾向がみられ, 構音障害の発現が増加した. そのため, 現在では手術時期は発語前の1歳前後とし, 顎発育の抑制を最小限に抑えるよう手術方法に工夫を凝らすよう変更している[8].

顎発育抑制の原因は, 骨膜下剥離による手術侵襲および術後の瘢痕拘縮によるとされ[9], そのため犬歯間の狭窄によるV字形態や反対咬合を生じやすいと報告されている[3)10)〜13]. これらの問題を解消するには, 口蓋骨特に口蓋前方への侵襲が少ない手術を行い, かつ早期に上皮化を図るとともに瘢痕拘縮の少ない組織を再生することが求められる.

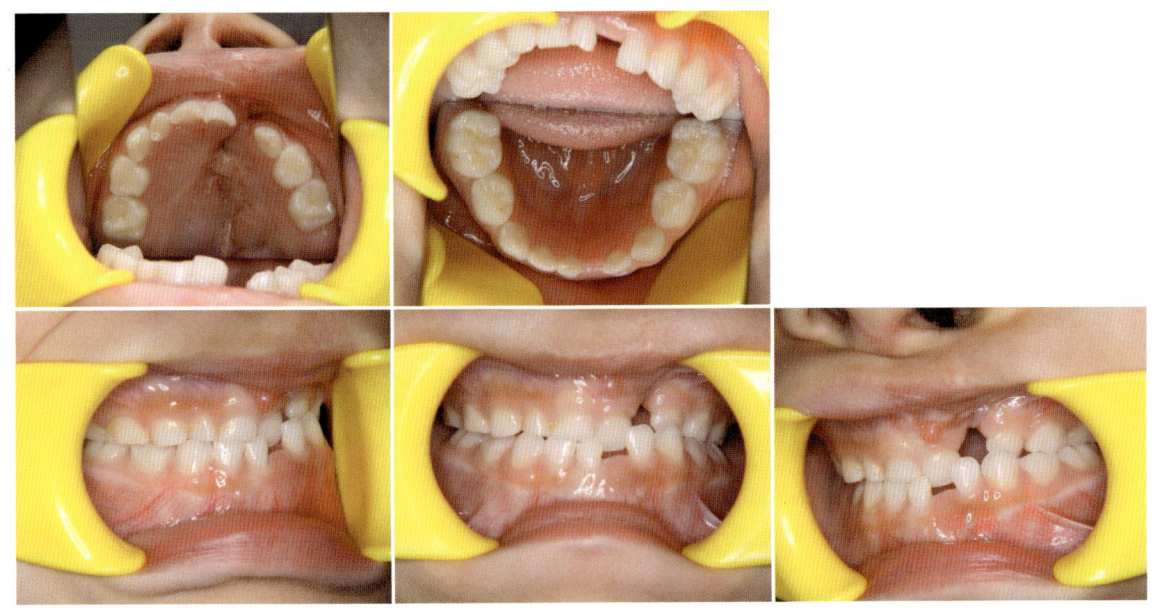

図 5. 症例 2(5 段階評価 fair):右側完全唇顎口蓋裂.4 歳 5 か月,男児
1 歳 6 か月時に骨膜温存法による口蓋裂手術施行.生後 10 日〜8 か月まで Hotz 床装着あり.

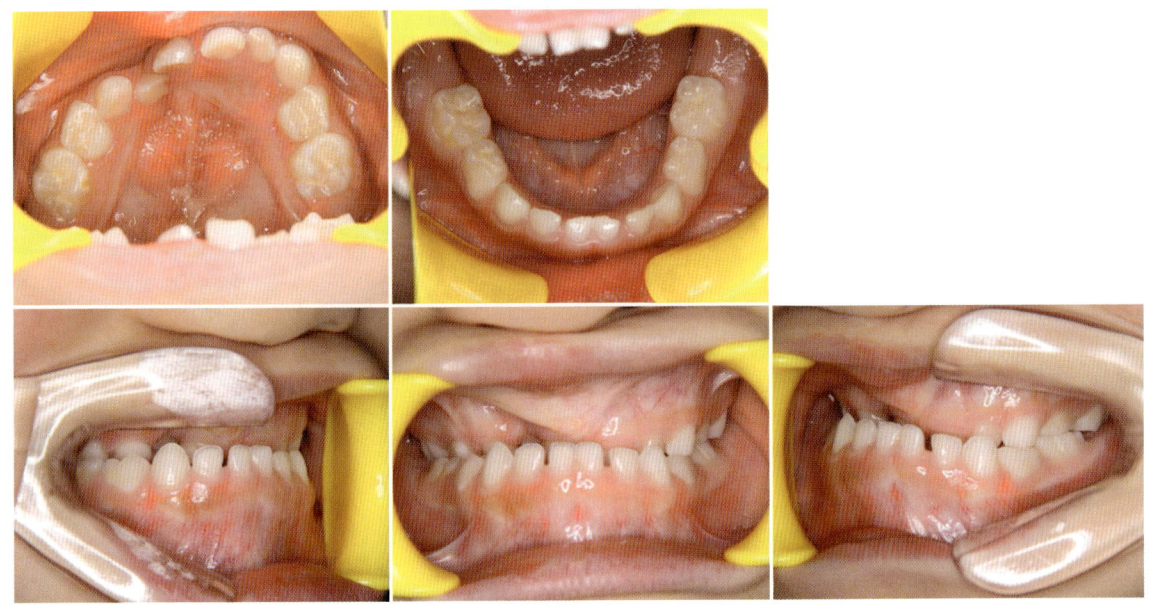

図 6. 症例 3(5 段階評価 poor):左側完全唇顎口蓋裂,4 歳 4 か月,女児
1 歳 3 か月時に従来法による口蓋裂手術施行.Hotz 床装着なし.

我々は,口蓋裂手術による顎発育抑制の軽減を期待して,本稿で述べたように以下の工夫を行っている.ひとつは硬口蓋前方の骨膜を温存することで口蓋骨への侵襲を最小限にとどめることである.骨膜を広範囲に剝離する従来の粘膜骨膜弁法と骨膜を硬口蓋全域にわたって温存する粘膜弁法[14]の中間的な術式であり,粘膜弁の安全性から考えても合目的な方法と言える.もう一つは粘膜欠損部に対して適切な処置を行い,創収縮,瘢痕拘縮を予防することである.具体的には,早期上皮化を目指して口蓋垂裂縁からの粘膜移植を行う.さらに粘膜欠損部にボルヒール®およびネオベール®の貼付(ボル-ネオ療法)を行い,創収縮を抑制する.粘膜欠損部に対する処置として,人工

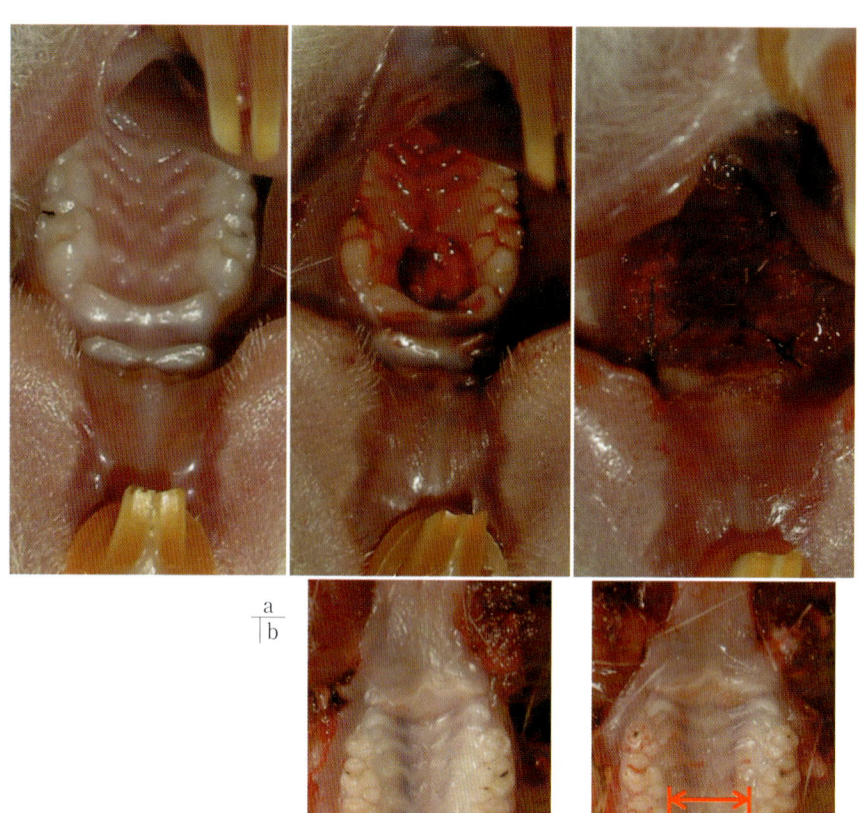

図 7.
ラットを用いた顎発育実験
　a：ラット口蓋粘膜骨膜欠損創の作製．5週齢ラットの口蓋に直径3 mmの粘膜骨膜欠損創を作製し，ボル-ネオ療法施行．
　b：5週後の口蓋．10週齢時に口蓋の発育を観察．開放創に比べ，ボル-ネオ療法群は瘢痕拘縮が抑制され，犬歯間の狭窄が軽減されている．

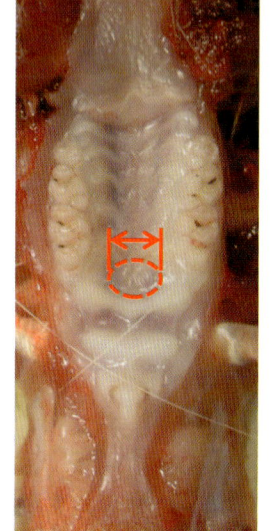

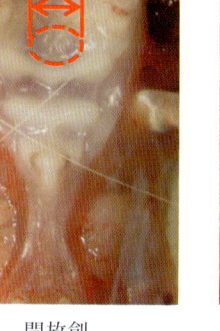

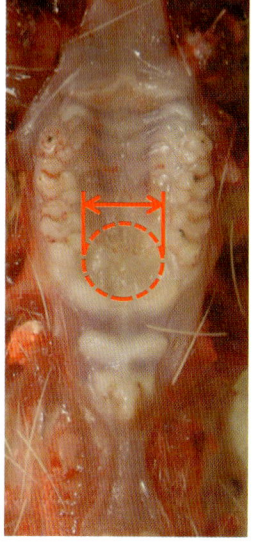

開放創　　　ボル-ネオ療法

真皮を貼付する方法も報告されている[4)15)]．ボル-ネオ療法の創傷治癒効果として，ネオベール®が支持体となり接着力を強化し，安定化フィブリン下での線維芽細胞の増加とネオベール®下での表皮伸展が行われるため，創収縮が抑制されると報告されている[16)]．顎発育への影響をみるためにラットを用いた実験を行い，拘縮抑制効果が確認された(図7)．

今回，骨膜温存法と従来法との比較で有意差はみられなかった．術式変更当初の症例では手技が安定していないこと，また複数の術者によるためバラつきがみられたことも影響しているであろ う．しかし，poor症例は減少したことから，将来骨切り術などによる骨格的改善を要する症例は減少することが示唆された．まだ症例数も少ないため，今後症例数を増やすとともに長期的観察も必要である．

言語機能に関しては骨膜温存法と従来法との比較を行い，中期的評価ではあるが，構音障害の発現率が低下している結果が得られている(データ未発表)．これは，従来法の口蓋前方部でみられたV字形態が改善されたことにより舌先音の獲得が順調に行われることで，口蓋化構音の発現が減少していると考えている．また，鼻咽腔閉鎖機能

は従来法と変わらず良好な結果が得られている．

まとめ

口蓋裂初回手術は pushback 法（骨膜温存法）を行っている．

従来法と比較して，言語評価では構音障害の発現率の減少がみられ，顎発育評価では poor 症例の減少傾向がみられた．

また，硬口蓋前方部に骨膜を残すことは，後日行われる顎裂閉鎖骨移植術において，骨膜腔の作製に有利に働くものと考えている．

今後，中期的データ集積とともに長期的観察を行い，言語成績との関連についても検討していく．

謝 辞

当院では形成外科を中心に大学ならびに関連施設の協力のもと唇顎口蓋裂チーム医療を行っており，言語評価では言語聴覚士の三河内章子先生，顎発育評価ではきしもと矯正歯科クリニックの岸本正雄先生，京都駅前やました矯正歯科の山下和夫先生，小出佐智子先生および市立長浜病院歯科口腔外科の家森正志先生にご協力頂き厚く御礼申し上げます．

参考文献

1) 小浜郁郎：私の行った口蓋形成手術と成績 粘膜弁変法と粘膜骨膜弁法の比較．日口蓋誌．16：151-160, 1991.
2) Noguchi, M., et al.：Dento-alveolar development in unilateral cleft lip, alveolus and palate. J Craniomaxillofac Surg. 31：137-141, 2003.
3) Ito, S., et al.：Speech evaluation and dental arch shape following pushback palatoplasty in cleft palate patients：Supraperiosteal flap. J Craniomaxillofac Surg. 34：135-143, 2006.
   Summary Pushback 法施行後の言語評価と歯槽形態評価を粘膜骨膜弁法と粘膜弁法とで比較し，粘膜骨膜弁法において有意にV型の歯槽形態が多く，異常構音に深く関係していることを報告．
4) 吉増秀實：口蓋裂患者の上顎劣成長に対する初回手術および二次手術における対応．口科誌．56：12-15, 2007.
5) 山田美代子ほか：当科における唇裂・口蓋裂の治療成績．聴覚言語障害．13(3)：135-141, 1984.
6) Schweckendiek, W.：Primary veloplasty. Long term results without maxillary deformity. A twenty-five year report. Cleft Palate J. 15：268-274, 1978.
   Summary 二段階法の長期経過から，顎発育を抑制しない術式であることの報告．
7) 小野和宏ほか：二段階口蓋形成手術法を施行した片側性唇顎口蓋裂児の永久歯列弓形態：一段階法施行例及び健常児との比較．日口蓋誌．25：36-44, 2000.
8) 益岡 弘ほか：【口蓋裂治療の update—初回手術の長期成績】Push back 法．形成外科．54：965-973, 2011.
   Summary 硬口蓋前方から側方の骨膜を温存する粘膜弁変法による長期成績の報告．
9) Kitagawa, T., et al.：Dentoalveolar growth of patients with complete unilateral cleft lip and palate by early two-stage Furlow and push-back method：preliminary results. Cleft Palate Craniofac J. 41：519-525, 2004.
10) 薬師寺 登：口蓋裂手術法と上顎骨歯槽部の成長発育に関する臨床的研究．日口蓋誌．11：111-141, 1986.
11) 陳 涛ほか：粘膜弁変法と粘膜骨膜弁変法による口蓋形成術後の顎発育について．小児口腔外科．16：150-159, 2006.
12) 平野吉子ほか：早期二期的口蓋裂手術を施行した片側完全唇顎口蓋裂症例における 5-Year-Old Index による咬合評価．日口蓋誌．32：68-77, 2007.
    Summary 片側唇顎口蓋裂における早期二期的口蓋裂手術法と pushback 法との上下歯列弓を 5-Year-Old Index にて5段階評価で比較し，二期群の顎発育抑制が少ないことを報告．
13) Yamanishi, T., et al.：Effect on maxillary arch development of early 2-stage palatoplasty by modified Furlow technique and conventional 1-stage palatoplasty in children with complete unilateral cleft lip and palate. J Oral Maxillofac Surg. 67：2210-2216, 2009.
14) Perko, M. A：Primary closure of the cleft palate using a palatal mucosal flap：an attempt to prevent growth impairment. J Maxillofac Surg.

2：40-43，1974．
　Summary　顎発育障害の原因とされる硬口蓋の骨膜剥離を行わず，口蓋全域で骨膜を温存した粘膜弁作製による pushback 法について．

15) 土佐泰祥ほか：【口蓋裂初回手術のコツ】硬口蓋前方骨膜を温存した粘膜骨膜弁法．PEPARS．11：14-21，2006．
　Summary　硬口蓋前方骨膜を温存した pushback 法と粘膜欠損部への人工真皮貼付を併用した術式の紹介．

16) 竹内純一郎ほか：舌部分切除術におけるポリグリコール酸シートおよびフィブリン糊スプレーの使用経験―コラーゲン使用人工真皮との比較―．口科誌．57：12-239，2011．

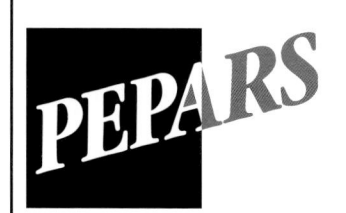

◆特集／口蓋裂の初回手術マニュアル―コツと工夫―

様々な術式を組み合わせたpushback法

木村　得尚[*]

Key Words：口蓋形成術(palatoplasty)，プッシュバック法(pushback method)，歯槽骨膜形成術(gingivoperiosteoplasty；GPP)，ファーロー法(Furlow palatoplasty)，Z形成術(double opposing Z-plasty)，鼻咽腔閉鎖不全(velopharyngeal insufficiency)

Abstract　正常な構音・言語の獲得において，pushback法は安定した結果を残す術式としてFurlow法が報告される以前より行われている手術である．また昨今では顎裂部の早期歯槽骨膜閉鎖術が報告され，時に二次的顎裂骨移植が回避できたり，瘻孔の発生率を軽減させるなどの利点も多い．我々はpushback法による口蓋形成術時に歯槽骨膜閉鎖術を同時に行う手術を行っている．

またpushback法とFurlow法は対立する術式として議論されることが多いが，pushback法で軟口蓋にdouble opposing Z-plastyを行うことも可能であり，それぞれの長所を生かすことでより良い成績を上げることができる．

以上を考慮した我々の術式を報告する．

はじめに

口蓋裂の治療においては正常な咬合，鼻咽腔閉鎖機能を獲得し，審美面のみならず構音や咀嚼の機能において満足のいく結果が得られることを目標としている．昨今は出生早期から口蓋床などによる顎発育誘導が行われ，また口蓋形成術後も小児歯科や矯正歯科と連携しながら二次的顎裂骨移植術を施行するなど顎形態に関しては複数科の共同作業になりつつある．その一方で鼻咽腔閉鎖機能に関しては，言語聴覚士のフォローは行われるものの口蓋形成術の手術結果が予後に大きく影響を与えるため，術者の責任は重大である．

口蓋形成術では裂を閉鎖するのみならず，軟口蓋を延長し，口蓋帆挙筋のmuscle slingを形成することが手術目的となる．我々は手術においてWardill-Kilner法を基本としたpushback法を採用しており，Kriens[1]，朴[2]が報告しているintravelar veloplastyを併せて行っている．その際我々は鼻腔側にZ形成術を行ったり，Furlowのdouble opposing Z-plasty[3]を行うこともある．それに加えて一次口蓋部での瘻孔形成を避けるため唇顎口蓋裂症例では口蓋形成術時に歯槽骨膜形成(gingivoperiosteoplasty；以下，GPP)を行っている．一般的なpushback法に様々な術式を組み合わせた我々の方法について述べる．

術前

我々は唇裂手術を生後3か月，口蓋形成術を1歳2か月で施行している．唇顎口蓋裂に対しては，通常口蓋床による顎誘導を出生後早期から開始し，その際唇裂の術前は口唇のテーピングなども併せて行っている．ただ鼻の軟骨がまだ可逆的に変化する生後3か月頃に口唇形成術を施行することを我々は優先しており，口唇形成術時にはまだ顎裂部が寄り切っていないことも多い．無理に寄せると，前方部だけが寄って後方部は広いままとなり，その状態が口蓋形成術時まで残りかねない．また両側で中間顎が突出した場合，無理して中間

---

[*] Naritaka KIMURA, 〒730-8518　広島市中区基町7-33　広島市立広島市民病院形成外科，主任部長

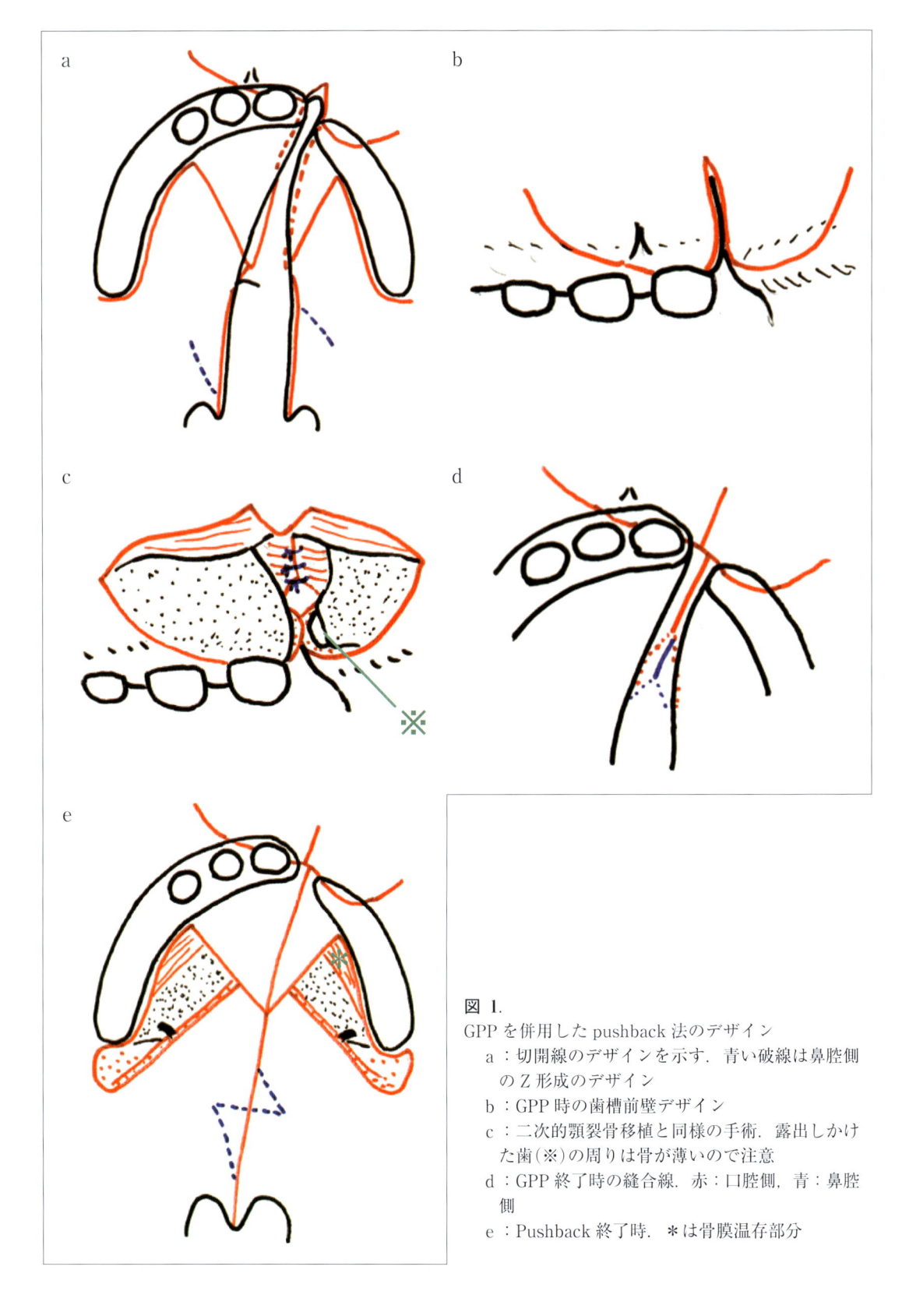

図 1.
GPP を併用した pushback 法のデザイン
- a：切開線のデザインを示す．青い破線は鼻腔側のZ形成のデザイン
- b：GPP 時の歯槽前壁デザイン
- c：二次的顎裂骨移植と同様の手術．露出しかけた歯（※）の周りは骨が薄いので注意
- d：GPP 終了時の縫合線．赤：口腔側，青：鼻腔側
- e：Pushback 終了時．＊は骨膜温存部分

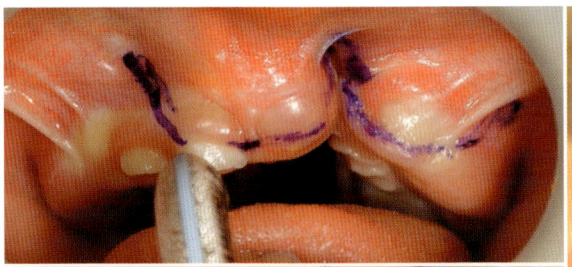

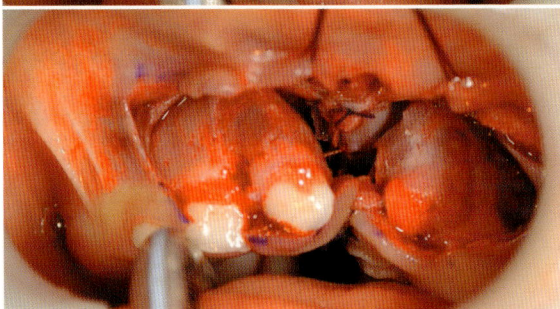

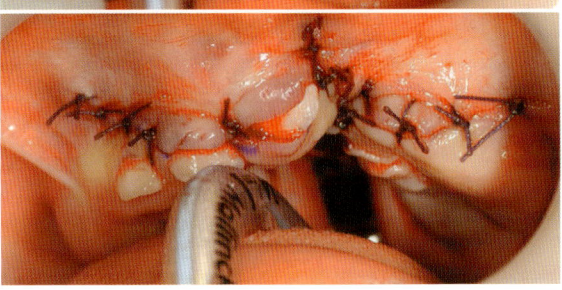

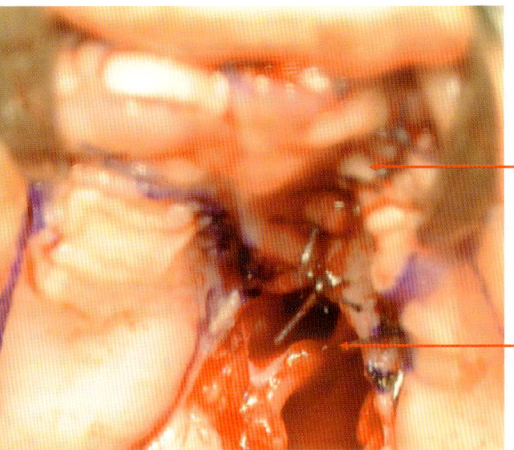

図 2.
GPP の実際
 a：術前デザイン
 b：鼻腔側縫合終了時
 c：歯槽前面縫合終了時
 d：口腔側，鼻腔側縫合終了時．この後 pushback 手術を行う．

顎を押さえに行くと鋤骨が弯曲しやすい．そのため我々は鋤骨および中間顎が曲がらないよう口蓋床で支えを作って，それから口唇テーピングを開始している．また GPP を行うにあたり顎裂部が密着すると手術操作が困難になるため，口蓋床に出っ張りを設けて顎裂部がひっつかないようにしている．

手術について

1．GPP（図 1～3）

1歳2か月頃は乳歯の A は生えているが C はあまり生えていない時期である．GPP の手術デザインは概ね今井の報告している二次的顎裂骨移植の術式[4]と同様で，健側では近心の A の歯肉は全層で剝離し，遠心の A からは少しずつ斜めに頭側に前庭部まで上がり，患側では歯槽堤の唇側を歯1～1.5 本分切開し，健側同様頭側へ斜めに前庭部まで切り上がる．歯槽裂縁の切開は剝離後左右から伸展させなくても寄せられる部分に切開を入れる．両側裂の場合中間顎前面は剝がさず歯槽裂縁切開のみとする．

患側は B，C が骨からは顔を出して，粘膜はまだ破っていない状態のことが多く，歯の周囲の骨は菲薄化している．そのため乱暴な操作では骨を割ってしまうので注意を要する．歯槽前壁で C より外側の安定した骨を露出させ，そこから近心に剝がしていく．粘膜下で歯が骨から露出している場合，軟部組織が薄くなり骨膜が欠損しているため組織はちぎれやすい．その部分を剝がさなくて済むように，歯槽堤頂点ではなくそれより唇側を剝がすことが肝要である．C が裂縁にあり B がその舌側に潜んでいることも多く，その場合この部分も骨が薄く気を抜いてはいけない．

その後裂部頭側の粘骨膜を頭側に剝がしていくが口腔側，鼻腔側ともに縫合可能なラインを前方から後方へ切開して剝がしていく．通常患側健側ともに披裂縁の口腔鼻腔境界より 2，3 mm 頭側で切開していることが多いが，裂の形状次第で位

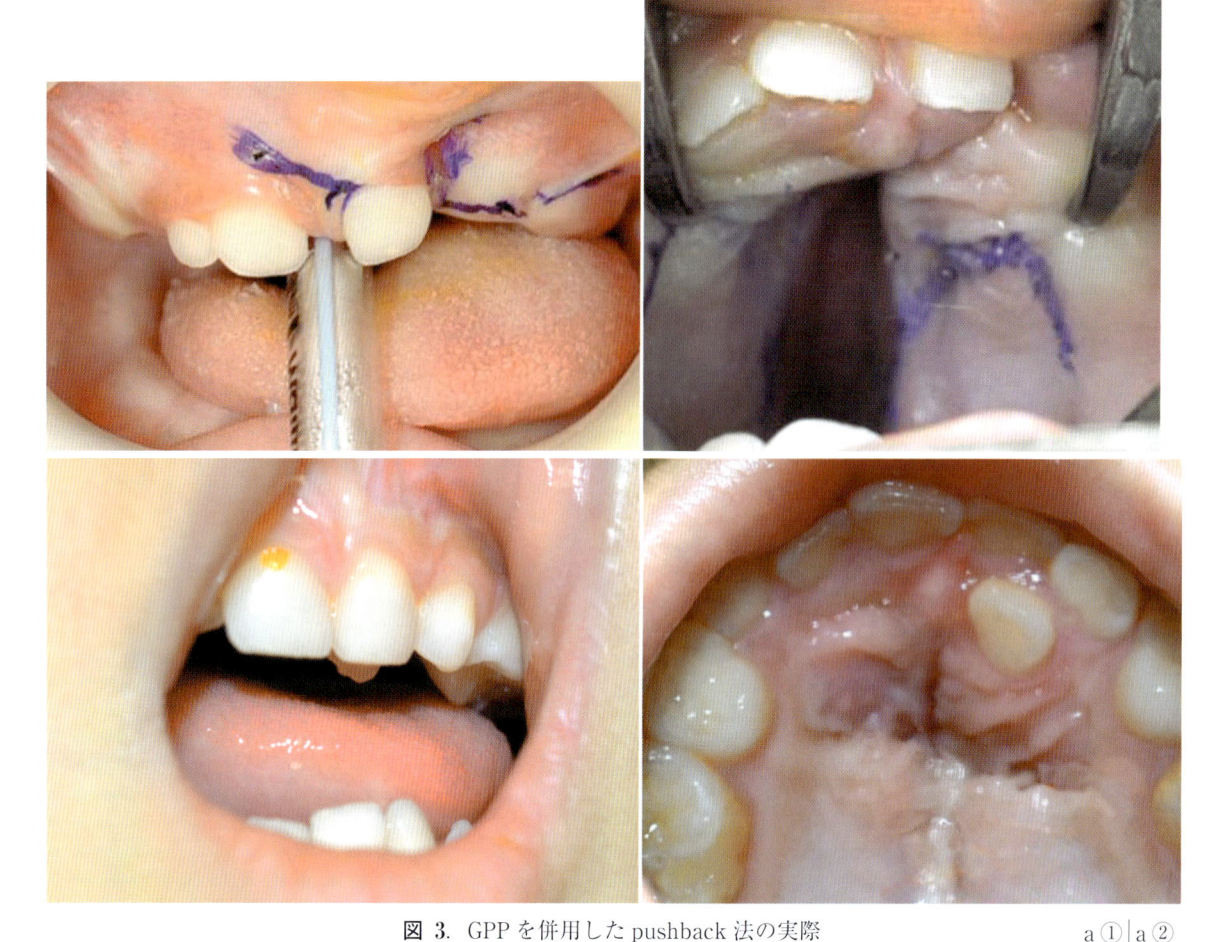

図 3. GPP を併用した pushback 法の実際
a：術前．①口唇側からのアングル，②口腔側からのアングル
b：術後．①口唇側アングル，②口腔側アングル．乳歯の A と C が接しており B は舌側に生えている．

a①	a②
b①	b②

置は変わってくる．裂縁の切開は前方部から裂内をのぞき込みながら切開していき，できれば硬口蓋後端の 1 cm 手前ぐらいまで行う．鼻腔内の縫合はできる限り奥まで行うが，少なくとも切歯孔より後方まではこの視野で行う．強弯 8 mm 針の 5-0 バイクリルラピッド®が重宝する．口腔側は歯槽付近ではマットレス縫合を行い後方へ鼻腔側と同程度縫合する．そのあと歯槽前面を縫合する．ここまでをアングルワイダーを装着して行い，その後にディングマン開口器をかけ通常の口蓋裂手術に取りかかる．

2．pushback（図 1-a，e，図 4）

披裂縁には健側，患側ともに三角形に粘骨膜を残して pushback の粘骨膜弁をデザインする．披裂縁の三角は後端は硬口蓋後端のわずかに前方程度の位置として，GPP 時に切開していたラインとつなげる．そこから後方口蓋垂までは粘膜の口腔鼻腔境界のラインで切開する．硬口蓋の粘骨膜弁外側のデザインラインは歯槽内側になるが裂がワイドであったり両側裂の場合は切開のラインを外寄りにして歯槽部を切開することも多い．

硬口蓋から粘骨膜弁を挙上するにあたり，手術手技が煩雑になることから骨膜上での剝離は行っていない．代わりに大口蓋孔より前方部ではメスの入れる方向を斜めとし，骨膜が下に残るようにしている．

神経血管束はその両サイドと後部で骨膜をコの字切開し，剝離することでぶらぶらの茎状にすることができる．これは必須で行われるべき操作でこれをしなければ pushback できないと考える．

a	b
c	d

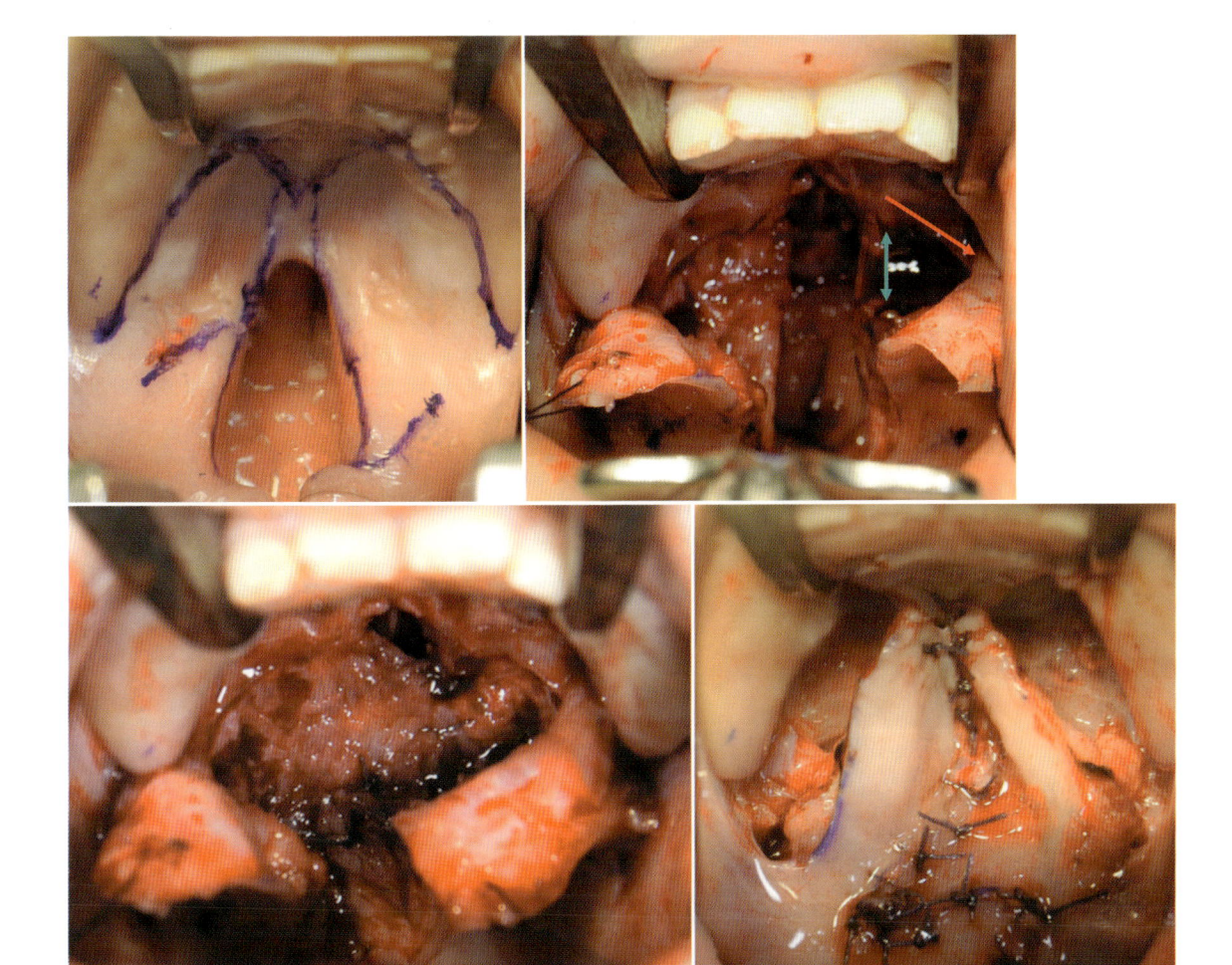

図 4. Furlow 法様の Z 形成術を併用した pushback 法
a：手術デザイン
b：粘骨膜弁を起こした図．赤矢印：神経血管束．緑矢印：筋肉を後方へ剥がした距離
c：鼻腔側縫合時
d：口腔側縫合時

我々は血管束を 1 cm 以上茎状にしている．カットしても茎状にならない場合は後部の横切開が両サイドの切開とつながっていない場合がほとんどである．我々はこの切開ははさみで行っており，反剪刀の反りを外に向けて左右をカットしている．

歯槽後端のすぐ後は細い血管が骨から出ていて出血させやすい．この部位はバイポーラーで焼灼しながら骨膜下で剝離している．その後に翼突鉤があるが我々はかなりの確率でこれを破折している（口蓋帆張筋は口蓋裂の場合翼突鉤付近で前後方向に走行しており，翼突鉤の支えがなくなっても口蓋帆張筋の力の加わるベクトル方向はいくらも変わらないと我々は考えている）．

硬口蓋後端付近の軟口蓋部分の剝離も重要である．粘膜に穴を開けないように骨後端に付着した筋肉を剝がし後方へ剝離していく．翼状突起内側板部分も内後方へ剝がしていく．筋肉を硬口蓋後端から 1 cm 程度後方へ剝がし裂縁の粘膜からも数 mm 剝がして，筋肉が左右対称になるようにする．

鼻腔側粘膜の延長は通常 Z 形成術で行っている（後述）．ただし硬口蓋後端付近で非常にワイドな場合は栗原の報告[5]にみられる硬口蓋後端より少し前方部で鼻腔粘膜にカットを入れて raw surface を残す方法を行うこともごく稀にある．

縫合は 4-0 バイクリル®で行っている．口腔側

はマットレス縫合中心とし，筋層にまでかけている．マットレスは粘膜が裂けるのを防ぐため水平でも垂直でもない斜めマットレスとしている．マットレスの合間に小さめの単純縫合を追加している．筋層は単独で糸をかけると裂けることがあるため注意を要する．筋層だけに糸をかけるのは我々は最前部のみとしている．

前方部で測ると結果的に 12～15 mm pushback されている．そのため披裂縁の三角弁は 2 cm 程度の長さが必要となる．

3．軟口蓋の Z 形成術(図 4)

裂幅の狭い症例において我々は鼻腔側の Z 形成だけでなく，Furlow 法にみられる double opposing Z-plasty を pushback に併用する形で行っている．その場合も鼻腔側粘膜上で硬口蓋後端から筋肉は 1 cm 近く剝がし，それから Z 形成を行っている．鼻腔側の Z 形成は前方を pedicle とした粘膜弁はできるだけ長くなるように先端は口蓋垂基部から起こし始める．口腔側の前方を pedicle とした粘膜弁は pushback の切開が歯槽縁にあるため可動性は大きい．

Furlow 法の Z 形成が軟口蓋口腔側に入ると，pushback の粘骨膜弁が pushback 単独の時より，後方へ下がりにくくなる．軟口蓋の横方向の張力がブロックするためである．そのような場合でも前方部で 1 cm は下がる(押し下げる)ように縫合している．

考　察

1．上顎劣成長について

pushback 法と Furlow 法の比較において，必ず pushback 法の短所として上顎が劣成長になることが挙げられる[6)～8)]．実際のところ硬口蓋にできた raw surface は瘢痕として上皮化するため，瘢痕がない状態より狭窄が生じるのは避けがたいものである．しかしながら軟口蓋裂や顎裂を伴わない硬軟口蓋裂において pushback 術後，著しく狭窄を起こした症例に出会うことは通常ない．我々は患者の家族には，"軟口蓋裂や硬軟口蓋裂では 1 mm 程度，唇顎口蓋裂では 1～2 mm 程度の狭窄となります"と説明している．現時点で統計的に調べたわけではないが印象的にその程度に感じている．

その一方で唇顎口蓋裂においては時に非常に狭窄した上顎を経験するが，その場合，上顎の歯槽弓の長さの和が下顎に比べ，適正な長さより短くなっていることが通常であり，乳歯のBが欠損していたり，Bの萌出すべき部位に歯槽骨がないためCの舌側にBが萌出していることが多い．また両側唇顎口蓋裂では外側顎が硬口蓋を含めて非常に矮小であったり，中間顎の大きさが前歯 1 本分の幅しかないこともある．これらの場合，口蓋裂術後上顎は下顎に比べ後退し狭窄した状態になりやすいが，手術の影響そのものによる狭窄は 1～2 mm 程度と我々は考えている．ただし我々は一次口蓋部分を極力剝がさない術式を採用しており，狭窄を 1～2 mm に抑えるにはこのことが不可欠と考えている．

2．軟口蓋の後方への延長について

pushback による軟口蓋の延長の主体は口腔側の粘膜成分であり，硬口蓋部分の粘膜が軟口蓋部分に移動することで軟口蓋全体を後方へ平行移動させている．Z 形成術による軟口蓋の延長は軟口蓋粘膜を左右方向に寄せて前後方向に延ばすことで獲得されるが，正中部分が一番延長され，左右に離れるにつれ延長量は減っていく．裂幅の広い症例では大きな Z は入れ難く後方への延長は当然少ないこととなる．

pushback 法においても Furlow 法においても口蓋帆挙筋の muscle sling の形成は不可欠である．口蓋帆挙筋は軟口蓋を後上方に引き上げる作用を有するため，sling の形成は前後方向の術後拘縮を軽減させるのに役立つものと考える[9)]．Furlow 法における筋肉の重ね合わせは軟口蓋の動きを若干左右非対称にするものの，筋肉の断端同士を重ねるよりも sling 効果は高まると思われる．我々は，Furlow 法の方が sling 効果で軟口蓋が高位にありアデノイドと接触しやすくなるため 4，5

歳レベルでの鼻咽腔閉鎖獲得が可能になるがアデノイドが大人の大きさになると後方移動が少ない分だけ軽度閉鎖不全になりやすいと考えている.

　我々の方針はpushbackで粘膜を後方移動させ,後方位で口蓋帆挙筋のmuscle slingを形成し,左右方向に余裕があればFurlow法様に筋肉を重ね合わせてZ形成を施行している.余裕のない場合は筋肉は断端で合わせ,鼻腔側粘膜は筋肉の入らないZを入れている.

　pushback法の欠点として鼻腔粘膜を後方へ延長できないことが挙げられる.鼻腔粘膜に横切開を入れてraw surfaceを作ると上皮化の過程で後戻りすることとなり,Z形成のみでは口腔側に比べて後方移動量は制限される.ただ口腔側のpushbackやsling形成した帆挙筋が後方へ引っ張ることで粘膜はある程度伸展されると我々は考えており,最近は極力Zを入れてraw surfaceを作らないようにしている.緒方は軟口蓋の披裂縁粘膜弁による鼻腔側粘膜延長を報告している[10]が,裂幅の広くない症例ではそれも有効な方法と考える.近藤は延長量に併せて術式を変える報告をしており[11],参考になる部分は多い.

3. 口蓋形成術とGPPを同時に行うことについて

　顎裂部〜切歯孔近傍にかけての縫合を行う際に,ときに難渋することがある.この部分を縫合せずにおくと飲食物が鼻に流れ出たり,呼気漏出による構音障害の原因になり得る.また歯科矯正治療が始まり歯槽弓が拡大されると漏れはいっそう多くなる.口蓋裂手術時に問題なく裂縁の縫合ができるならADLを高める上で縫合することが望ましい.

　開口器をかけて口腔内をのぞき込んで手術をする場合,歯槽付近は口腔粘膜と鼻腔粘膜の境界線では切開可能だが,そのラインより数mm鼻腔内に入った鼻腔側壁の切開は非常に難しい.ただその部位を切開できないと歯槽付近の口腔側の縫合は難しい.その点顎裂骨移植時の歯槽前壁側からの視野なら鼻腔側壁の切開が可能となり,口腔側の縫合も数段容易となる.また鼻腔側も顎裂骨移植時と同様の縫合が可能となる.

　骨移植を伴わない骨膜閉鎖はwater tightにする必要がなく,また骨形成を期待するものの最低限瘻孔を作らないことを目標とするなら口腔側,鼻腔側の両側が結果として完全閉鎖しなくても目標は達成できるので手術時のストレスは少ない.GPPを行う際,顎裂部が密着すると奥をのぞき見ることが難しくなるため,口蓋床の歯槽裂部に出っ張りを設けて歯槽が密着しないようにしており,1〜2mm粘膜の間隙ができるようにしている.この間隙に骨形成ができるなら歯槽狭窄の改善にも役立つと考えている.

　GPPは唇顎口蓋裂早期手術時に行われる報告[13)14)]はあるが,我々は1歳過ぎての口蓋形成術時に行っている.その理由として唇裂の手術は鼻の軟骨が可逆性に矯正できる生後3か月前後の時期に行うことを我々は優先しており,その時期にGPPや口蓋形成を行うのは顎誘導の点からまだ時期尚早と考えるからである.顎発育や骨移植の点でGPPを早期にするのがいいのか,1歳過ぎの口蓋形成時にするのがいいのか[15)]は今後の議論に期待するところである.また顎裂への骨移植においても前もってGPPをしておくことの利点が報告[16)]されており,我々も同様の立場である.

まとめ

　口蓋形成術の術式として古くからpushback法は行われてきた.その一方でFurlow法が1986年に報告され普及してきた.また口唇形成術時や口唇口蓋同時形成術時にGPPを同時に行う術式も報告されつつある.今回我々はpushback法を基本にしてそのような術式を融合させた術式を報告した.瘻孔を防ぎ,十分な鼻咽腔閉鎖能を獲得し,顎裂骨移植が不要になる可能性を持つ当術式は,口蓋裂初回手術の術式として非常に有用なものの1つとなり得ると考えている.

引用文献

1) Kriens, O. B. : An anatomical approach to veloplasty. Plast Reconstr Surg. **43** : 29-41, 1969.
2) 朴 修三ほか : 口蓋裂初回手術方法の検討―Intravelar Veloplasty 法と Furlow 法の比較検討―. 日形会誌. **23** : 89-94, 2003.
3) Furlow, L. T. Jr. : Cleft palate repair by double opposing Z-plasty. Plast Reconstr Surg. **78** : 724-736, 1986.
4) 今井啓道ほか : 二次的顎裂骨移植術の適応と術式. 形成外科. **51** : 1397-1406, 2008.
5) 栗原邦弘 : Push Back 法. 形成外科. **43** : 25-33, 2000.
6) 小野和宏ほか : Furlow 法を施行した口蓋裂児の混合歯列前期における顎顔面形態について. 日口蓋誌. **26** : 23-30, 2001.
7) 平野吉子ほか : 早期二期的口蓋裂手術を施行した片側唇顎口蓋裂における 5-Year-Old Index による咬合評価. 日口蓋誌. **32** : 58-67, 2007.
8) 宇田川晃一 : Furlow 法. PEPARS. **11** : 7-13, 2006.
9) 山脇吉朗ほか : 軟口蓋裂手術に際して必要な軟口蓋の動的所見. 形成外科. **43** : 5-12, 2000.
 Summary 鼻咽腔閉鎖時における口蓋帆挙筋の動的解剖を詳細に解説している.
10) 緒方寿夫ほか :【口蓋裂初回手術のコツ】披裂縁粘膜弁を利用した口蓋形成術. PEPARS. **11** : 45-51, 2006.
11) 近藤昭二ほか : 軟口蓋鼻腔側の延長法. 形成外科. **43** : 13-24, 2000.
12) 松本美樹ほか : 術前顎矯正後に歯肉骨膜形成術と口唇形成術および Furlow 変法による口蓋形成術を施行した片側唇顎口蓋裂 5 例の顎態と歯列に関する短期的評価. 日口蓋誌. **38** : 277-284, 2013.
13) De Mey, A., et al. : Early one-stage repair of complete unilateral cleft lip and palate. J Craniofac Surg. **20** : 1723-1728, 2009.
14) Torikai, K., et al. : Primary alveolar bone grafting and gingivoperiosteoplasty or gingivomucoperiosteal flap at the time of 1-stage repair of unilateral cleft lip and palate. J Craniofac Surg. **20** (Suppl 2) : 1729-1732, 2009.
15) Losquadro, W.D., et al. : Direct gingivoperiosteoplasty with palatoplasty. Facial Plast Surg. **23** : 140-145, 2007.
16) Sato, Y., et al. : Success rate of gingivoperiosteoplasty with and without secondary bone grafts compared with socondary alveolar bone grafts alone. Plast Reconstr Surg. **121** : 1356-1367, 2008.
 Summary GPP に肯定的な論文で, 二次的骨移植が必要な場合も二次的骨移植単独より生着成績が良好と報告している.

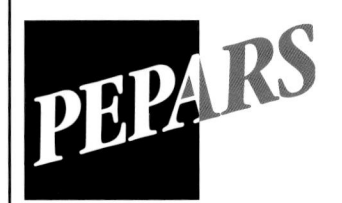

◆特集/口蓋裂の初回手術マニュアル―コツと工夫―

口唇顎口蓋一期法による口蓋裂初回手術
―コツと中長期的視野にたつ私の工夫―

長西　裕樹*

Key Words：唇顎口蓋裂(cleft lip and palate)，顎裂部骨移植(alveolar bone grafting)，歯肉骨膜形成(gingivoperiosteoplasty)，ファーロー法(double opposing Z-plasty)，口唇顎口蓋一期形成(whole in one repair)

Abstract　口唇顎口蓋一期形成法は，完全唇顎口蓋裂に対する double opposing Z-plasty，乳児期硬口蓋閉鎖，顎裂部一次骨移植，という一般的に普及してはいない治療概念の複合体である．開発から15年を経過し，言語獲得と顎発育を両立していることが確認されている．本法には改善の余地が残っており，広く推奨できる方法と評するには時期尚早であるが，従来の通説を覆す新知見が得られており，口蓋裂治療の breakthrough となる可能性を示している．

はじめに

唇顎口蓋裂に対する口唇顎口蓋一期形成法(以下，一期形成法)は，乳児期の手術1回で全ての裂を修復する究極の治療法である(図1)．1999年7月，筆者の師である鳥飼によって，口唇口蓋同時形成術[1]に歯肉骨膜形成と顎裂部骨移植(primary bone grafting；以下，PBG)が付加した術式(以下，本術式)が開発された[2]．一方，標準的とされる一次手術はすべて2ないし3段階であり，その現状に導いた医学的根拠が数多く存在する．そのため，本術式は「手術侵襲が過大で，著しい顎発育抑制を起こすはず」という懐疑的な批評を受け続けてきた．しかし，開発から15年を経て，言語獲得[3)4)]と顎発育[5)6)]と歯槽骨形成[7)]の3点総ベで実用的な成績を収めていることが確認されている．

本稿では，プロトコールと術式の詳細を紹介し，改善策について私見を述べる．誌面の都合もあり，対象を片側裂に限ることをご容赦頂きたい．

プロトコールの概略

生後1〜2週間から術前顎矯正(pre-surgical orthopedics；以下，PSO)を始め，生後4〜6か月に一期手術を行う．4歳以降に上顎前方牽引装置(maxillary protraction appliance；以下，MPA)による顎矯正に加えて，適宜歯列矯正を行う．不全裂では PSO を用いない場合もあり，少数ではあるが，MPA を要しない症例もある．就学前後で，必要に応じて顎裂部二次骨移植(secondary bone grafting；以下，SBG)などの二次手術を行う．

プロトコールの適応基準

非症候性の片側唇顎口蓋裂のほぼ全例に適用できる．生後1か月，3〜4か月健診で問題がなければ，特別な術前検査を行う必要はない．

生後6か月頃までに根治または軽快する見込みの併発症では直ちに除外する必要はなく，当該科の経過判断に従う．症候群を併発している場合は原則適応外と考える．ただし，心奇形・消化管奇形を伴わない Down 症候群，小下顎症が軽度な Treacher-Collins 症候群などで，主に気道に関する追加精査，術後の ICU 入室などの対策により，周術期合併症なく退院した症例を数例経験している．

---

* Hiroki NAGANISHI, 〒234-8503　横浜市港南区港南台3-2-10　済生会横浜市南部病院形成外科，主任部長代行
〒232-0024　横浜市南区浦舟町4丁目57　横浜市立大学附属市民総合医療センター形成外科

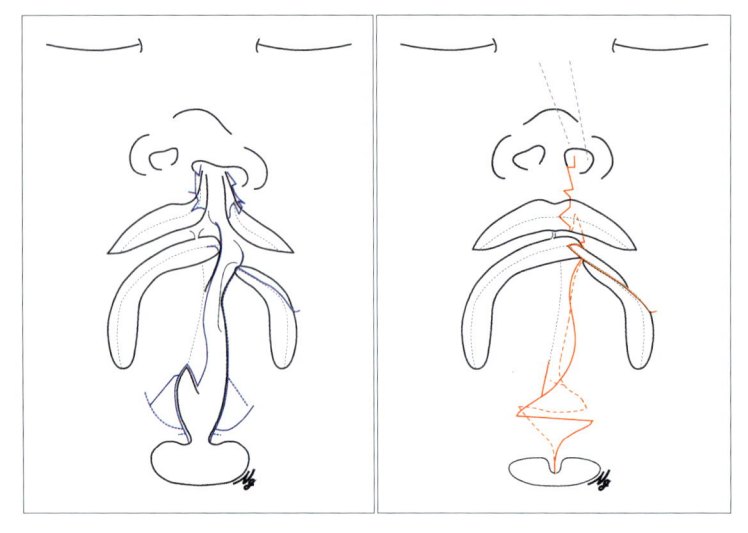

図 1.
術式全体のシェーマ
術前(a)と術後(b)

術前顎矯正の適応基準

PSO の目的には，裂幅縮減と哺乳補助に加えて，鼻中隔粘膜保護がある．裂型に応じて，必要な効果，期待薄の効果，不要な効果，欠点（通院回数の増加，直接母乳の支障など）を検討する．

完全裂と Simonart's band の不全裂は，すべての目的で必要である．他の不全裂では，一次口蓋部の状況によって要否を判断する．口蓋裂が後鼻棘（posterior nasal spine；以下，PNS）相当にしか及ばない場合は，不要である．口蓋裂が切歯孔に達していても，一次口蓋部で骨癒合がありそうな場合は，硬口蓋部の裂幅が狭く維持されるため不要とする場合が多い．顎裂が切歯孔付近まで及び，上顎前歯部歯槽骨の捻転が顕著な場合も適用している．

術前顎矯正の方法

PSO の方法は，平川らの方法[8)9)]に準じているが，テーピングや nasal stent に関して若干の変遷がある．裂内を埋める突起のある Hotz 型口蓋床は，鼻中隔粘膜を損傷する可能性があるので用いない．口蓋床の装用開始は，生後 1 週間程度が好ましいが，生後 3 週間までに開始すれば治療計画に大きな支障はきたさない．手術当日まで口蓋床を装用する．

術前顎矯正の目標

PSO の効果判定は立体的であるべきだが，臨床で実用的な指標として，硬口蓋 PNS 相当部の粘膜面での裂幅（以下，硬口蓋裂幅）と顎裂内歯肉面での最短裂幅（以下，顎裂幅）の 2 項目で目標設定し，術式選択の参考にする．本術式は様々な裂幅に対応すべく段階的な閉鎖手技を備えているため，許容範囲は広い．硬口蓋裂幅 9～12 mm，顎裂幅 2～4 mm では比較的容易に縫合可能である．後述する閉鎖手技を最大限に駆使すると硬口蓋裂幅 15 mm まで，顎裂幅 8 mm までであれば縫合閉鎖できる．逆に，硬口蓋裂幅 8 mm 未満，顎裂幅 1 mm 未満では術野が狭くなって難易度が増す（図 4）．

手術前日の準備

口腔内視診で裂幅を確認し，どの閉鎖手技を用いるか想定する．その他は，一般的な小児全麻手術の場合と同様である．輸血の準備はしていない．

全身麻酔中の管理

吸入麻酔による緩徐導入の後に，Rae チューブで気管内挿管し，下顎正中に固定する．唇裂，口蓋裂の単独手術と比べると手術時間が長いため，尿道カテーテルは留置しているが，その他の特別な術中管理は必要ない．術中抗生剤は，第 1 世代セフェム系を開始時，3 時間後に投与する．馬蹄による頭皮の褥瘡を避けるために，作業の合間に頭位を変える．

手術直前の準備

Rae チューブを下口唇にテープ固定する際，両側口角を外側牽引して，テープにより口唇の伸展

性が低下しないようにする．馬蹄と肩枕を用いて，上顎咬合平面が水平になるよう頸部後屈位とする．咽頭パックを挿入した後に，鼻・口腔内を念入りに清拭，消毒，洗浄する．

術式の概要

① 軟口蓋裂：double opposing Z-plasty（以下，DOZP）による再建．② 硬口蓋裂：raw surface を残さない 2 層縫合閉鎖と骨採取．③ 顎裂：広義の歯肉骨膜形成による閉鎖と PBG による硬性再建．④ 小三角弁法を基本とした口唇形成．⑤ closed method による外鼻修正である．

手術手技の実際

主に使用する鋼製器具は，Dingmann 開口器，丹下式開口器，カストロキャリパー（20 mm），11 番メス，15 番メス，眼科用スリットナイフ，ゴルフ刀，Kilner 鋭反剪刀（全長 12 cm），口蓋裂ラスパ曲・直・丸型，エレバラスパ，骨ノミ（弱弯・両刃・幅 4 mm），止血ノミ，マレット，極小単鋭鈎，McIndoe 無鈎鑷子，Halsey 持針器（全長 13 cm），Frazier 吸引管（外径 3 mm）などである．

使用する縫合糸は 6-0 vicryl®（角針弱弯 8 mm），5-0 PDS®Ⅱ（角針弱弯 13 mm），5-0 vicryl®（角針弱弯 13 mm），4-0 Prolene®（角針弱弯 15 mm）である．

1．切開線デザイン

硬口蓋裂幅：X(mm) と顎裂幅：Y(mm) を計測し，裂幅に応じたデザインを描く．X に基づいて，口腔側茎の鋤骨粘骨弁（inferiorly based vomer flap；以下，IBVF）の要否とその横幅と形を決定する．Y に基づいて，顎裂閉鎖法を想定し，硬口蓋前方部の口腔側閉鎖に用いる鼻中隔粘軟骨膜の横幅を決定する．

軟口蓋部：裂縁では，赤白の鼻腔口腔粘膜境界線（以下，粘膜境界線）ではなく，立体的な稜線に線を引く．左右の大口蓋孔直上にある粘膜面陥凹から，上顎咬合平面上で後方 0° とすると，左は 20°，右は −20°（術者視点では ±30°）の方向に 8 mm の点 A，点 B を記す．左の前方茎弁は，点 A から口蓋垂基部に向かう外側凸の弧を描く．右の後方茎弁は，点 B から裂縁の軟硬口蓋粘膜境界の後方 1 mm に向かう直線を引き，約 45° の三角弁を描く（図 2，3）．

軟口蓋の弁の向きは Furlow 原法とは左右逆である．理由は，三角帆型 IBVF 先端を B 点方向に移動をするためである．IBVF を用いない場合は Z の向きは術者の慣れた向きで構わないが，右側裂で IBVF を用いる場合は逆向きにしなくてはならない．

硬口蓋部：裂側は粘膜境界線に線を引く．非裂側は，X が 〜9 の場合は軟口蓋裂縁の切開線を真っ直ぐ前方に延長する．粘膜境界線から 1〜2 mm 鼻腔側に線を引くことになる．X が 9〜13 の場合は，鼻中隔後下端付近の粘膜境界線から 6 mm 鼻側の点 C を記し，X が 13〜15 の場合は，粘膜境界線から (A−7) mm 鼻腔側に点 C を記す．点 C から後方へは，点 B 方向のどこまで IBVF の先端を届かせるか，尖端が細すぎて壊死しないかを考慮して，鼻中隔後縁に向かって弧を引く．切歯孔付近の粘膜境界線から (A÷2) mm 鼻腔側に点 D を記す．点 C から前方へは，裂側の裂縁に対して平行に点 D に向かう．点 D から鼻中隔上を梨状孔内下縁に向かうが，狭い陥凹面なので描くのは難しい（図 5〜8）．

歯槽部：Y が 0〜2 の場合は，裂縁付近で切開剝離を行う狭義の gingivo-periosteo-plasty（以下，GPP）を予定する．2〜5 の場合は，裂側上顎骨前面も剝離する歯肉骨膜弁（gingivo-periosteal flap；以下，GPF）を想定する．5〜 の場合は，GPF と非裂側歯槽骨皮質骨切り（alveolar segmental corticotomy；以下，ASC）の併用を覚悟する．

2．局所浸潤麻酔

0.5% E 入りキシロカインの 4 倍希釈液を，切開線の粘膜下，剝離予定の骨膜上（硬口蓋鼻腔側は除く）のほか，大・小口蓋動脈の起始部直上の粘膜下，硬口蓋内側の骨膜下に注入する．口蓋垂が膨化すると操作しにくくなるので口蓋垂基部の注

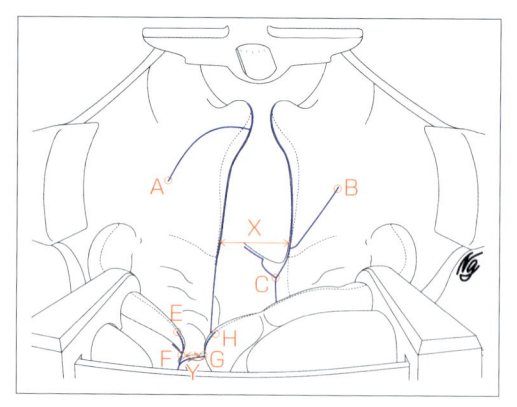

図 2. DOZP ①：基点の設定と切開線

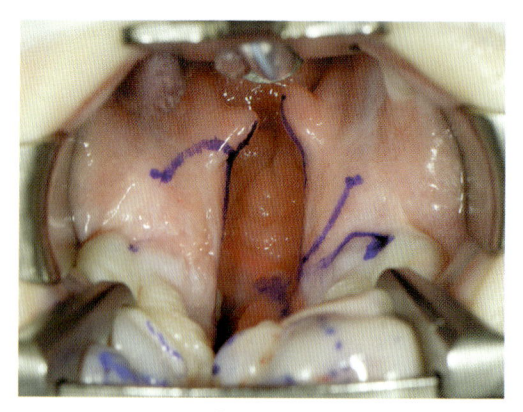

図 3. DOZP ①：基点の設定と切開線

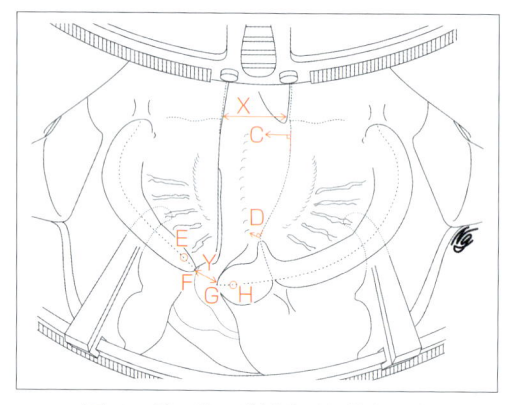

図 4. 硬口蓋：裂幅計測と基点設定

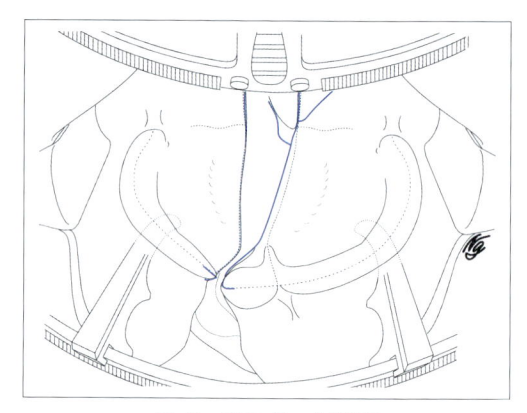

図 5. GPP ①：切開線

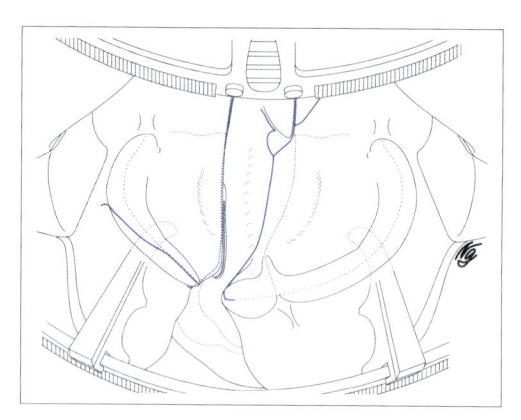

図 6. GPF + IBVF ①：切開線

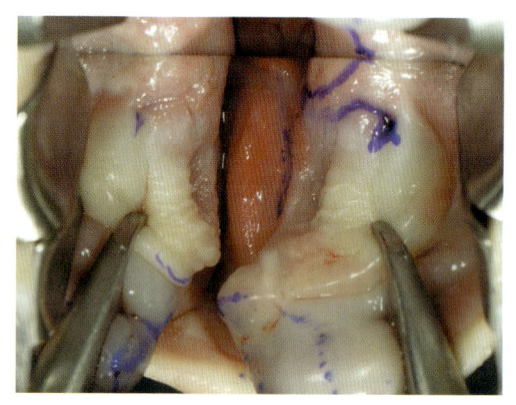

図 7. GPF + IBVF ①：切開線

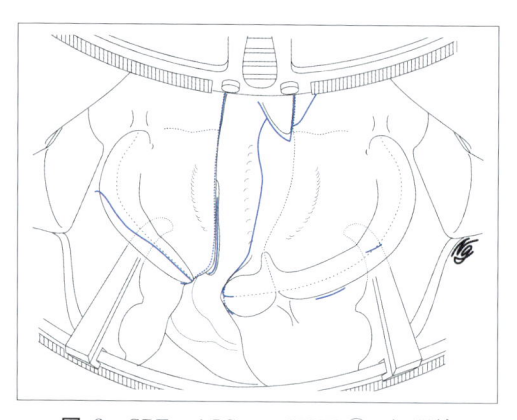

図 8. GPF + ASC + △IBVF ①：切開線

入は控えめにする．外鼻・口唇・口蓋への初回投与量は合計 12～14 ml になる．

3．唇裂部の皮膚粘膜切開

本稿では省略する．

4．裂側梨状孔縁の骨膜上下剥離

口唇形成に必要な骨膜上剥離をした後，梨状孔外側縁に沿って骨膜切開し，口蓋裂ラスパ曲型（以下，曲ラスパ）や込めガーゼ（1 万倍ボスミン液を

含む)を用いて，上顎骨前面から鼻骨前面まで骨膜下剥離を行う．裂側硬口蓋前方部鼻腔側の骨膜下剥離の進入路にもなる．

5．鼻修正の剥離
本稿では省略する．

6．裂側下鼻甲介からの骨採取
下鼻甲介前縁の粘骨膜切開から，口蓋裂ラスパ丸型(以下，丸ラスパ)やエレバラスパで，なるべく全周性に骨膜下剥離する．下縁全長の切開から剥離を完了し，基部で折ってなるべく一塊で摘出する．6-0 vicryl®で粘膜を全層縫合する．

7．両側軟口蓋裂縁の粘膜切開
Dingmann 開口器を掛ける．11 番メスを逆刃に持ち，裂縁の稜線を，PNS 相当部から口蓋垂先端まで，口蓋垂筋もほぼ全層，ゆっくり押し切る．口蓋垂ではメスがぶれ易いので McIndoe 無鉤鑷子(以下，無鉤鑷子)で把持して Kilner 鋭反剪刀(以下，鋭反剪刀)で切開するのもよい．

8．裂側硬口蓋裂縁後方部の粘骨膜切開
眼科用スリットメスの刃を口蓋骨水平板に平行にし，PNS 相当部裂縁に，尖端が骨に触れるまで刺入する．見える限り前方に進めるが，術野が狭い場合は 5 mm ほどで十分で，厳密に骨膜切開する必要はない．

9．裂側硬口蓋口腔側後方部の骨膜下剥離
曲ラスパで PNS 相当部の口腔側骨面を探って，口腔側骨膜下に入る．骨膜下剥離を前方に広げて粘骨膜弁を持ち上げて骨面を視認しながら，前方へ骨膜切開を伸ばす．大口蓋孔周囲は，込めガーゼを押し込んで剥離する．

10．裂側硬口蓋鼻腔側後方部の骨膜下剥離
鋭反剪刀の刃先を 0.5 mm 開き，PNS 相当部の骨縁を上下から挟みながら，口蓋帆挙筋の停止を切離する．曲ラスパで腱膜を鼻腔側に押しながら，後側から前方に向かって骨膜下剥離する．

11．裂側硬口蓋鼻腔側前方部の骨膜下剥離
裂側梨状孔外側縁の骨膜切開から，丸ラスパとエレバラスパの鈍尖を用い，骨面を感じながら後方に剥離する．

12．裂側硬口蓋裂縁前方部の粘骨膜切開
鼻腔側骨膜下に挿入したエレバラスパ鈍尖を内側に振ると粘膜境界線が直視できるようになる．エレバラスパを下敷きにし，15 番メスで後方部の切開を前方に延長する．顎裂付近では，縫合を容易にするために，粘膜境界線から 1 mm 鼻腔側で切開する．

13．裂側硬口蓋口腔側前方部の骨膜下剥離
ラスパで後方から前方に向かって剥離する．乳歯冠の脱臼を避けるために，歯肉部は後回しにする．

14．裂側硬口蓋口腔側の粘膜骨膜弁授動
腔側粘膜骨膜弁を持ち上げ，側方から覗くと神経血管束(neurovascular bundle；以下，NVB)が直視できる．曲ラスパで上顎結節内側面を剥離し，NVB 基部の全周剥離を完了する．

15．鼻中隔粘膜骨膜弁の切開・挙上
裂側硬口蓋の鼻腔側弁，口腔側弁それぞれの内側到達位置を確認し，デザインを最終調整する．15 番メスで鋤骨部から前方に粘膜切開し，非裂側歯槽部後面は粘膜切開に止め，梨状孔下縁相当部で唇裂切開とつなげる．曲・直ラスパで鋤骨部骨膜下を剥離し，硬口蓋部，鼻中隔軟骨部に広げる．口蓋骨面を見ながら，裂縁を後方に切って軟口蓋切開とつなげる．切開線頭側の(軟)骨膜下剥離を前方に進め，鼻腔側茎の鼻中隔粘骨膜弁を挙上する．

16．非裂側硬口蓋口腔側の骨膜下剥離
正中口蓋縫線部の癒着は後側から前方に切歯孔まで剥がす．硬口蓋後方部，NVB 周囲の剥離は，裂側と同様に行う．非裂側歯槽部後面では，一旦 Dingmann 開口器をはずして，曲・丸ラスパで骨膜を押し切りながら口腔側に向けて擦り上げる．裂側と同様に，歯肉部は後回しにする．

17．非裂側硬口蓋鼻腔側の粘骨膜剥離
裂側と同様に，口蓋帆挙筋の停止部を鋭反剪刀の先で切離し，曲ラスパで後縁から骨膜下に入り，鋤骨非裂側面に剥離を広げる．開いた骨膜下腔に込めガーゼを充填して前方に 10 mm 剥離する．

18．鋤骨と非裂側硬口蓋からの骨採取
直ラスパで鋤骨裂側面の骨膜剥離を頭側に広

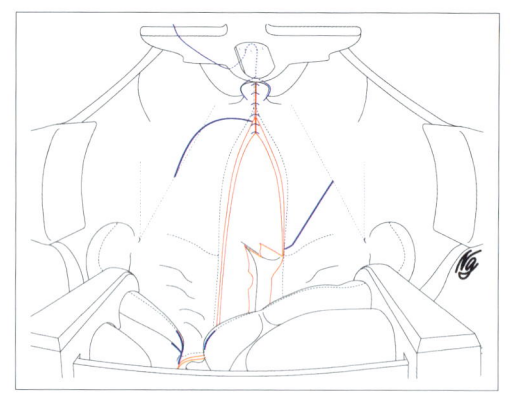

図 9. DOZP ②：口腔側の切開線

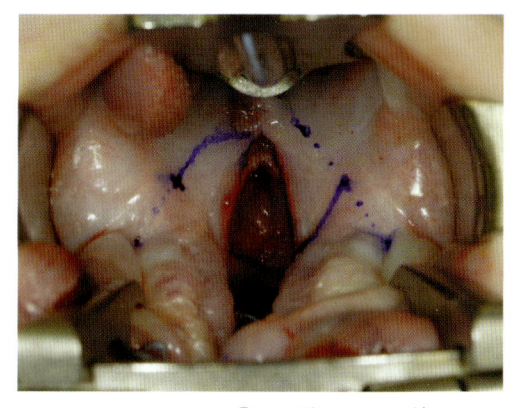

図 10. DOZP ②：口腔側の切開線

げ，骨縫合線後端から前方約 9 mm の点から，鋤骨後縁で横幅 5〜6 mm，硬口蓋後縁を横幅 3〜4 mm になる弧を鉛筆で描く．骨ノミの角でそれぞれ弧を前から後に切り，縫合線で骨折しないように骨採取する．鋤骨の後下部，上顎骨口蓋突起の後内側部，口蓋骨水平板の内側部が含まれるが，本稿では以下，非裂側硬口蓋骨とする．骨断面からの出血には，コラーゲンスポンジによる圧迫や止血ノミによる骨髄の圧挫で対応する（図 18，20，21，24）．

19. 裂側硬口蓋からの骨採取

同じく，骨ノミで前後長 7 mm，横幅 3 mm の採骨を行う．上顎骨口蓋突起の後内側部，口蓋骨水平板の内側部が含まれるが，本稿では以下，裂側硬口蓋骨とする．

20. 口蓋垂の縫合

粘膜は 6-0 vicryl®，筋層は 5-0 PDS® II で縫合する．まず，両側の尖部粘膜を縫合し，その糸を下口唇側バネに挟んで牽引する．鼻腔側→筋層→口腔側とそれぞれ 2〜3 針縫合する．鼻腔側では，口蓋垂基部両側裂縁に 3 mm の横切開を縦縫縮して延長し，口蓋垂を口腔側に向ける．

21. 口蓋垂基部の後方牽引

口蓋垂基部に 4-0 Prolene® を刺通し，絞扼しない寸前で結紮し，前項の牽引糸を切断する．そのまま，口蓋平面の延長線上の中咽頭後壁粘膜に刺通して，下口唇側バネに挟んで後方牽引する（図 9）．

22. 軟口蓋口腔側の切開線デザイン

後方牽引後に同じ要領で点 A 点 B を改めて記す．自信がないうちは，8 mm を 9 mm に伸ばして

Z を後方にずらすのもよい．左の前方茎弁の尖端角は約 75° にする．右の後方茎弁の概形は 45° の三角弁だが，先端 1.5 mm は約 60° にする．局麻液 2〜3 ml を切開線の粘膜下に注入する（図 9，10）．

23. 軟口蓋口腔側前方茎弁の挙上

弧線の切開は，点 A から裂縁付近まで 15 番メスを使い，裂縁は鋭反剪刀を用いて尖端角度を確保する．粘膜下組織を弁側に含めるように斜め外側に切り込み，口蓋帆挙筋を露出する．局麻により横紋筋の色は著しく薄くなっており，筋線維の texture と向きで見極める．辺縁での血行確保のために厚さ 2 mm を保ち，弧線側と裂縁側を交互に粘膜下剝離を進め，口蓋帆挙筋内側縁に達したのちは，線維に沿って前方に剝離する．ちょうど弁茎部中央粘膜下に口蓋咽頭筋前束の起始の一部があり，粘膜下層を欠く．筋束の起始部は，粘膜面に複数の点状陥凹として視認できる．上反りに持った鋭曲剪刀で線維束を挟み，粘膜面に剪刀が透見しないことを視認しつつ，軽く鼻腔側に押しながらゆっくり閉じて切断する（図 11，12）．

24. 軟口蓋口腔側後方茎弁の挙上

点 B から裂縁付近まで 15 番メスで粘膜下まで垂直に切開し，裂縁から鋭反剪刀を用いて尖端角度を確保する．切開線前方の粘膜下は，曲ラスパで前から後方に押して鈍的剝離し，4-0 Prolene® の牽引糸を掛けて，上口唇側バネに固定する．口蓋帆挙筋先端を無鉤鑷子で持ち上げつつ，鋭反剪刀で口蓋腱膜直上を前内側から後方に向かって剝離する．筋線維は鼻腔側に向いているので，少しずつ削ぎ切る操作を繰り返す．生後 6 か月未満で

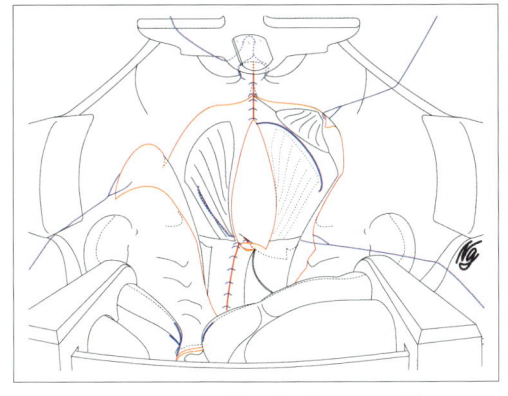

図 11. DOZP ③：鼻腔側の切開線

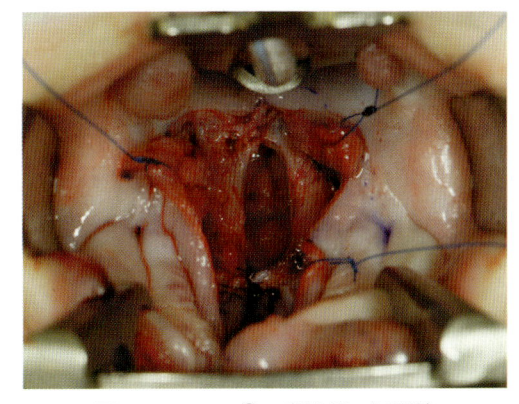

図 12. DOZP ③：鼻腔側の切開線

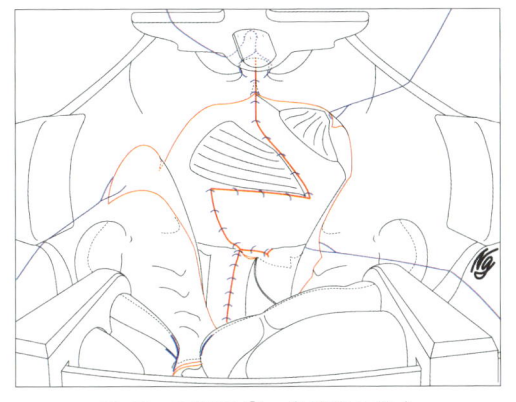

図 13. DOZP ④：鼻腔側の縫合

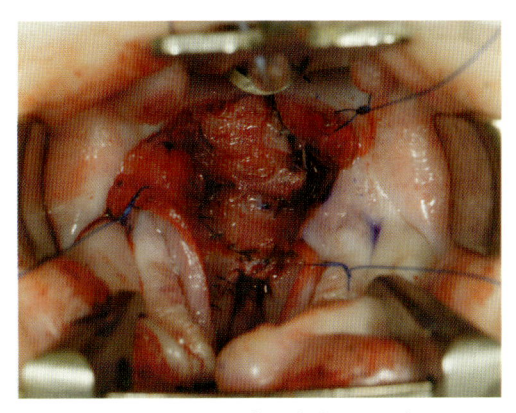

図 14. DOZP ④：鼻腔側の縫合

は腱膜が脆弱な場合が多く，視認できない場合は，鼻腔側粘膜面を側方から直視しながら厚さ 1 mm 強を保つ．鼻腔側前方茎弁に相当する部分の剥離が完了するのとほぼ同時に，筋の鼻腔側面を鈍的に剥離できるようになる．

25. 鼻腔後部～上咽頭側壁の骨膜下剥離

曲ラスパで口蓋骨水平板の後縁から頭後方に骨表面を辿る．蝶形骨翼状突起内側板の骨膜は，口蓋腱膜外側縁の骨膜面を透見できる箇所で切開する．耳管開口部を視認し，その手前で剥離を止める．

26. 硬口蓋鼻腔側後方部の粘骨膜縫合

唇側からも口蓋側からも縫合が難しい切歯孔付近から順次後方に，5-0 vicryl® で全層縫合を行う．PNS 相当部では緊張が強くなりがちだが，X が～9 の場合は左右の粘骨膜弁を正中で縫合できる．X が 9～の場合は，鼻中隔粘骨膜の鼻腔側創縁と縫合する（図 18, 20, 21, 24）．

27. 軟口蓋鼻腔側の切開線デザイン

口腔側各弁に 4-0 Prolene® の牽引糸を掛けて，軟口蓋後方茎弁は下口唇側バネ，軟口蓋前方茎弁は上口唇側バネに固定し，術野を確保する．後方茎弁には，裂縁の硬口蓋鼻腔側骨膜の後縁の 1 mm 後方から口蓋帆挙筋前縁より 2 mm 後方を翼状突起内側板に向かう直線を描く．前方茎弁には，口蓋垂基部から口蓋帆挙筋前縁と翼状突起内側板が近接する点まで外側凸の弧を描く（図 11, 12）．

28. 軟口蓋鼻腔側後方茎弁の挙上

鋭反剪刀で，口蓋帆挙筋前縁から腱膜上を後方に 2 mm 剥離する．弁尖端の到達点を確認しながら切り進め，弁茎部を広げすぎないよう心掛ける．

29. 軟口蓋鼻腔側前方茎弁の挙上

鋭反剪刀で裂縁から切開し，弁を太く長くするよう心掛ける．

30. 軟口蓋鼻腔側 Z 形成の粘膜縫合

5-0 vicryl® で，後方茎弁の先端，前方茎弁の先端，後方辺，中央辺，前方辺の順に縫合する．前方辺の縫合で緊張を生じやすく，側壁剥離の徹底，口蓋腱膜切開の追加などで対応する．PSO を行わなかっ

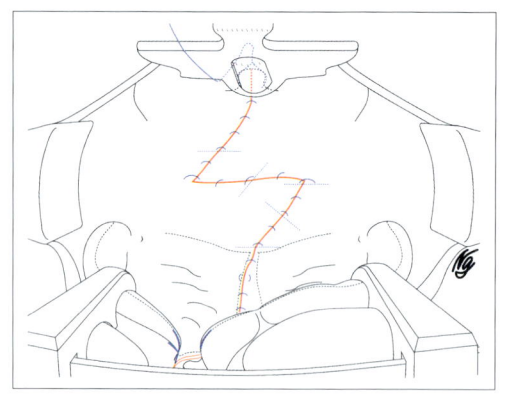

図 15. DOZP ⑤：口腔側の縫合

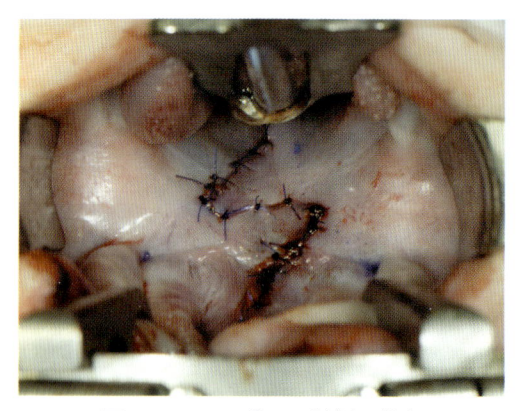

図 16. DOZP ⑤：口腔側の縫合

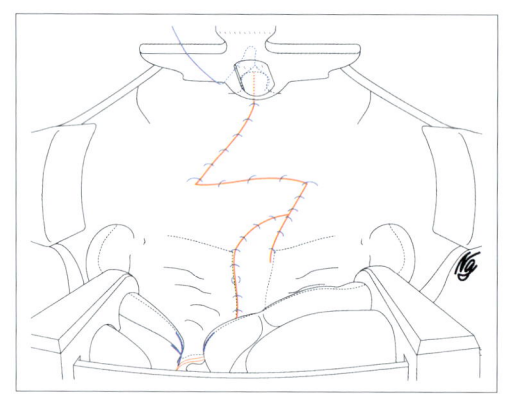

図 17. DOZP＋△ IBVF ⑤：口腔側の縫合

た不全裂で困難になる傾向がある（図 13, 14）．

31. 軟口蓋筋層の縫合

5-0 PDS®Ⅱで，口蓋帆挙筋後縁同士を 1 針縫合する．口腔側になる口蓋帆挙筋の伸展し，鼻腔側の口蓋帆挙筋との接合位置を確認しつつ，均等に 3 か所縫合する．運針では直径 5 mm の半円ほどの筋体を掬い，結紮では cheese-wiring しないよう加減する．

32. 軟口蓋口腔側後方茎弁の粘膜縫合

5-0 PDS®Ⅱで，後方茎弁先端と点 A を全層縫合する．5-0 vicryl®で，Z の後方辺を縫合する（図 15～17）．

33. 硬口蓋口腔側後方部の粘骨膜縫合

5-0 PDS®Ⅱで左右の口腔側粘骨膜弁の対面同士を全層縫合する．一部に水平マットレス縫合を混ぜて，創縁の内反を防ぐ．硬口蓋後方部の縫合で緊張がある場合，次の減張操作を段階的に追加する．NVB 直上の粘膜下層に局麻液を 0.3 ml 注入する．上反りに持った鋭反剪刀で，NVB 内側の骨膜を前後方向に 7～8 mm 切開する．そのまま剪刀を粘膜下層に刺入し，粘膜面陥凹まで剝離する．そのまま剪刀を回旋して下反りにし，NVB 外側の骨膜を切開する．半盲目的 Edgerton 剝離（semi-blind Edgerton dissection；以下，SBED）と称している．乳犬歯歯槽頂部からゴルフ刀を歯肉面に約 30°で刺入し，乳臼歯歯槽部内側の粘膜下と骨膜を切る．粘膜下 Langenbeck 切開（submucosal Langebeck incision；以下，SMLI）と称している．X が 14～15 の場合に SMLI が必要になる（図 18, 20, 24）．

34. 軟口蓋口腔側後前方茎弁の粘膜縫合

Dingmann 開口器を少し閉じて，粘膜の緊張を減らす．皮弁先端の血流障害を起こさないようバイト幅や縫合の向きなどを熟慮しながら，5-0 PDS®Ⅱで前方茎弁先端と点 D，硬口蓋後縁，中央辺，IBVF と非裂側軟口蓋前方部，前方辺の順に縫合する（図 15～17）．

35. 鼻修正の縫合

本稿では省略する．

36. 歯槽部の切開線デザイン

丹下式開口器を major segment 側の口角にかけて術野を確認する．3 種の閉鎖手技の選択には，顎裂幅だけでなく，minor segment と major segment の立体的な位置関係も考慮する．ただ，GPP から GPF へ，GPF から GPF＋ASC への変更は，切開線を追加するだけなので，術中の成り行きで決定すればよい．Minor segment の歯槽頂が頭側に偏向し始める点を点 E，歯槽頂の最内側点を点 F とする．Major segment の歯槽頂の最内

側点を点 G，歯槽頂が頭側に偏向し始める点を点 H とする（図 2, 4）.

GPP を志向する場合，多くは十字の縫合線になる．点 E から点 F を経て梨状孔下縁に至る線を引く．点 H から点 G を経て梨状孔下縁に至る線を引く．GPF を志向する場合，Millard の GPP に似たジグザグの縫合線にすることができる．GPP の切開線に加えて，点 E から歯槽頂を遠心に点 F―H 間の 1.0 倍進み，そこから唇側歯肉面を斜め頭側に点 F―H 間の 1.5 倍かけて歯槽粘膜に到達するように描記する．ASC で非裂側 BC 間を目指すのに，上唇小帯を中心線として点 G の対称点を指標とする．その近傍の歯槽粘膜に 10 mm の横線を引く（図 6, 19）.

37．裂側唇側歯肉骨膜弁の挙上

15 番メスで，歯肉面に直角を維持し，裂縁の歯槽頂から遠心に向かい押し切る．梨状孔外側縁では，曲ラスパで頭側から歯槽頂に骨膜下剝離を進める．歯槽骨先端部の癒着が強固なので，15 番メスや鋭反剪刀を骨表面の接線方向に切り，外側へ剝離を進める．GPF の場合は，粘膜は回転弁で，骨膜は手斧型弁となるよう back-cut を入れる（図 20）.

38．裂側口蓋側歯肉骨膜弁の挙上

唇側弁の移動により，口蓋側の骨表面を見ながら剝離ができるようになる．乳側切歯の歯小囊が歯肉深層に付着して挙上される場合は，その歯小囊を損傷しないよう鋭反剪刀で粘膜下を剝離する．小囊の一部損傷や歯冠の亜脱臼では著しい萌出障害には至らない．手術時には歯冠形成は完了しているが，歯根膜が未熟なので容易に脱臼し，放置すれば捻転歯や逆生歯の原因になる．

39．非裂側唇側歯肉骨膜弁の挙上

裂側の歯肉骨膜弁の移動により，非裂側の術野が広がる．15 番メスで，歯肉面に直角を維持して切る．裂縁では，曲ラスパで頭側の弁尖端から歯槽頂に向かって骨面を軽く擦りながら剝離する．

40．非裂側口蓋側歯肉骨膜弁の挙上

唇側弁の移動により，口蓋側の術野が広がる．曲ラスパで，骨が厚い梨状孔下縁で骨膜下に入り，鼻中隔軟骨上と歯槽骨上を交互に少しずつ，切歯孔に向かって剝がす．鼻口蓋 NVB が弁挙上を制限する場合は，凝固し切断する．

41．硬口蓋鼻腔側前方部の粘骨膜縫合

5-0 vicryl® で全層縫合する．鼻孔底部の筋層縫合糸を掛けておく．

42．硬口蓋口腔側前方部の粘骨膜縫合

顎裂部で鼻中隔粘骨膜の余剰があれば切除する．歯肉部は cheese wiring に気をつけて 5-0 vicryl® で全層縫合する．創縁の内反を防ぐために水平マットレス縫合も併用する（図 19, 22, 23, 25）.

43．顎裂部への移植骨片の挿入

硬口蓋部の死腔にコラーゲンスポンジを緩く充填し，骨片が後方に移動するのを防ぐ．梨状孔下縁と歯槽唇側面に，裂を橋渡しするように，形状が合うように，下鼻甲介骨と非裂側硬口蓋骨を挿入する．骨片の干渉する部分を砕骨鉗子で破折し，その細片と裂側硬口蓋骨を歯槽口蓋側に充填する．

44．裂側歯肉骨膜弁の縫合

歯肉弁先端は 6-0 vicryl® で，それ以外は 5-0 vicryl® でなるべく全層縫合する．弁先端の cheese wiring は大きな喪失なので，点 F と点 G が縫合できそうにない場合は，速やかに次の閉鎖法に移行する．余裕がある場合は，点 F と点 H を縫合し，歯槽頂に歯肉を補填する．GPF では，口蓋側弁の点 E と十分に内側移動した裂側唇側弁を縫合してから，弁先端を縫合する．デザイン通り粘骨膜切開し，骨折予定線の周囲を骨膜下剝離し，上唇小帯から裂側乳前歯歯槽部遠心までの距離と等しい位置でノミを入れる．3～4 mm の裂側変位が得られる．生じた骨間隙にはコラーゲンスポンジか余った骨片を挿入し，歯槽粘骨膜を 6-0 vicryl® で全層縫合する．

45．唇裂部の縫合

本稿では省略する．

46．鼻孔ステントと経鼻エアウェイ挿入

内径 3.5 mm の Portex チューブを先端から 7 cm と 9.5 cm で切る．2.5 cm 長のチューブを裂側鼻孔に挿入し，鼻中隔に縫合固定する．口蓋垂

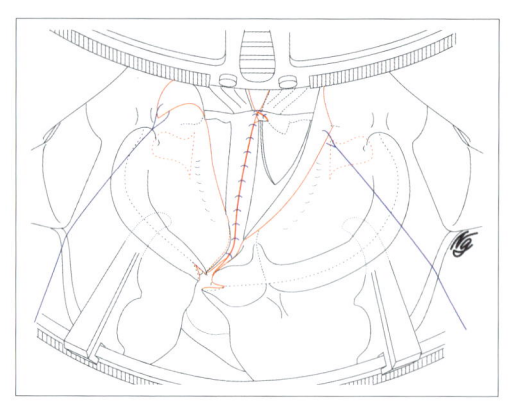

図 18. GPP ②：鼻腔側の縫合

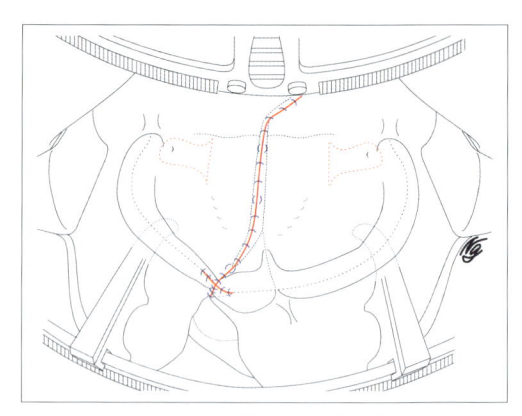

図 19. GPP ③：口腔側の縫合

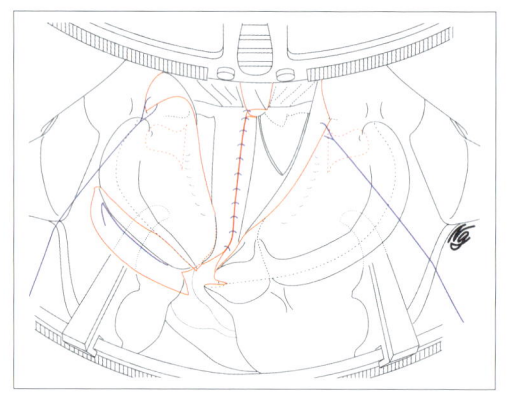

図 20. GPF + IBVF ②：鼻腔側の縫合

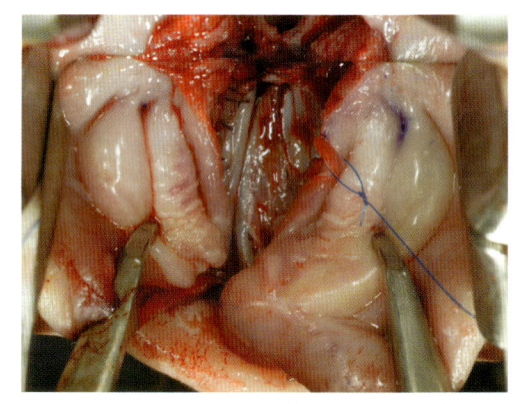

図 21. GPF + IBVF ②：鼻腔側の縫合

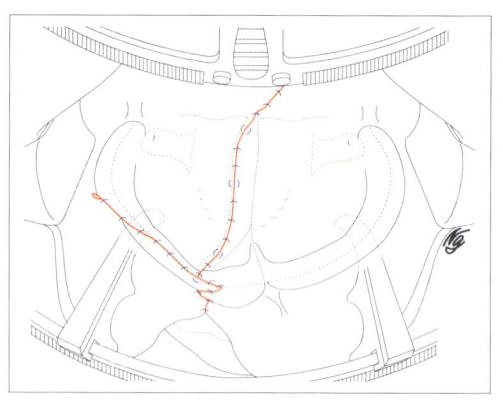

図 22. GPF + IBVF ③：口腔側の縫合

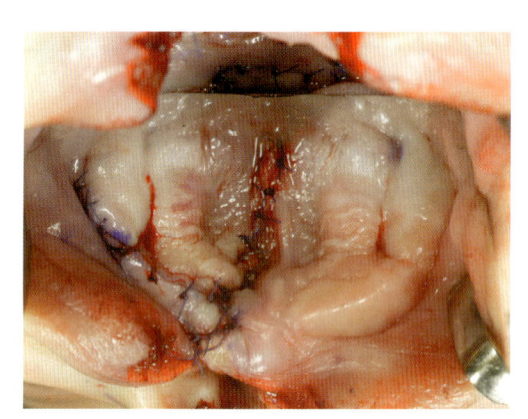

図 23. GPF + IBVF ③：口腔側の縫合

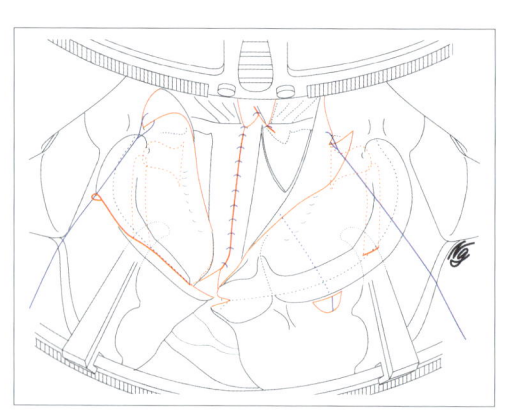

図 24. GPF + ASC + △ IBVF ②：鼻腔側縫合

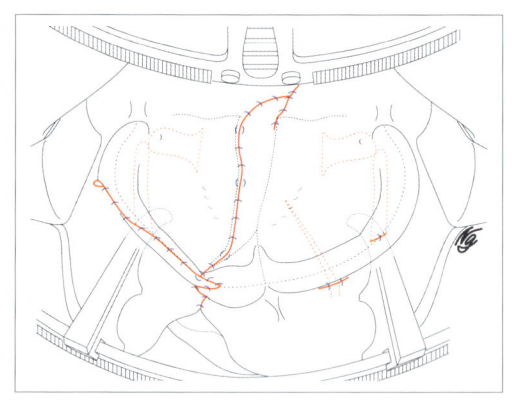

図 25. GPF + ASC + △ IBVF ③：口腔側縫合

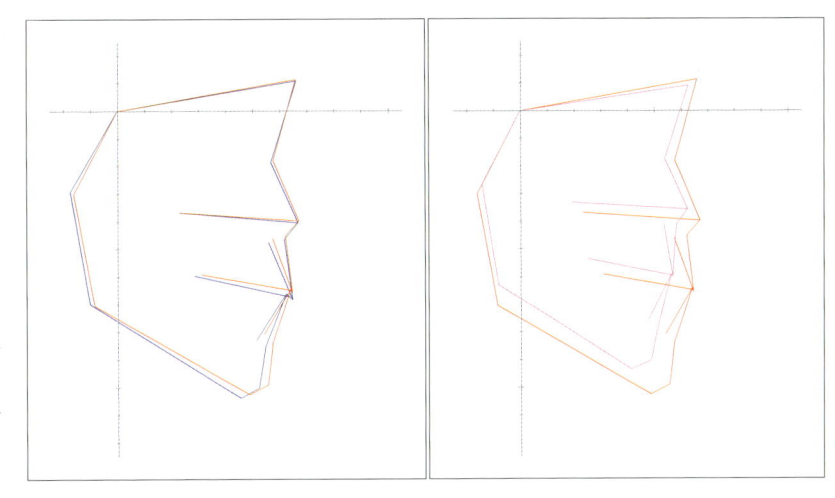

図 26.
a：同時形成 10 歳（青）と
　　1 期形成 10 歳（赤）
b：1 期形成の 6 歳（桃）と
　　10 歳（赤）

表 1.

	一期形成 18 例	同時形成 13 例	両側 p 値
MPA 使用(%)	83.33%	23.07%	—
SBG 実施(%)	5.56%	100.00%	—
∠SNA(°)	76.36±2.61	76.43±4.19	0.95
∠ANB(°)	1.09±2.52	2.43±2.13	0.13
A'-Ptm' (mm)	45.06±2.58	45.88±2.77	0.46
Overjet (mm)	0.48±2.02	2.36±1.45	0.21
OJ<0 mm (%)	27.78%	7.69%	—

基部の牽引糸を除去した後に，7 cm 長のチューブを丸い先端側から非裂側鼻孔に挿入する．中咽頭に先端が見えるまで挿入し，鼻孔より突き出している部分を切除する．

47．白唇部ドレッシング

本稿では省略する．

48．経鼻胃管挿入

6.5 Fr の Atom チューブを裂側鼻孔のステント内を通し，30 cm 弱挿入する．胃液逆流と空気注入音を確認し，手元の栓は開放にしておく．

手術時間について

概ね 5～6 時間を要する．術者も助手も習熟し，程良い裂幅であれば，口唇形成も含めて 4 時間で完了する．経験の浅い術者では 7 時間以上を要する．

術後の全身管理

原則的に術直後に抜管している．仰臥位でマスク下酸素投与し，シーソー呼吸がないこと，泣き声が持続することなどで気道を確認する．啼泣による静脈圧上昇で多少の出血はあるので，気道確認後は，側臥位で口腔内分泌物を排出させ，経鼻エアウェイを介して出血や鼻汁を吸引する．仰臥位を強いて口から中咽頭を吸引する作業を繰り返してはいけない．抱っこなどで落ち着かせ，肘抑制帯を装着する．

術当日は，ベッド上では主に半側臥位を保ち，口元にマスクを置いて約 30％酸素を投与し，通常量の維持輸液を行う．ほとんどの患児は，速やかに口呼吸を習得するが，睡眠中は鼻呼吸優位になって経鼻エアウェイに依存する．分泌物で閉塞しないよう持続的に加湿し，数時間ごとに内腔を洗浄・吸引する．術後 1 日目から経管栄養を開始し，酸素と輸液は投与を終了する．2 日目にはエアウェイは閉塞することが多いので抜去する．3 日目まで抗生剤予防投与を，第 1 世代セフェム系の点滴静注を通常量 1 日 2 回で行う．排便の性状に応じて，整腸剤や止痢剤を追加する．5 日目で白唇部を，7 日目で赤唇 dry lip 部を抜糸する．

胃管抜去は，14 日目を基本としているが，状況に応じて短縮，延長する．術者に自信がある場合でも，術後 10 日までは創部安静のために経口哺乳を避ける．創離開がある場合は，収縮傾向が認められるまで 7～10 日間延長する．抜去後は，術前と同じ哺乳瓶で，乳首を非裂側寄りで少し浅めに挿入するように心掛けて，経口摂取を再開する．1 回目の哺乳は半量以下で終わることも多いが，翌日には十分な哺乳ができるようになり，退院できる．裂側鼻孔内のステントは退院後の術後 1 か月目に除去する．

小児専用病棟がある施設では，ICU入室は基本的に不要である．ただし，新規に導入する施設では病棟看護師が慣れるまで，術翌日までICU管理が望ましい．

術後経過観察と保存療法

術後は長期経過観察を行い，言語，咬合，整容に関して評価して二次手術や保存的治療の要否を検討する．治療目標は，就学までの完全な裂閉鎖と正常構音の獲得，混合歯列中期までの正常被蓋の獲得と歯槽弓の完成など，施設間の大きな差はないと思われるので，フローチャートの提示などは省略する．

本プロトコールの基本構成に含まれる術後治療は，前述の通りMPAを主体とした歯科矯正治療である．MPAは乳歯列期の前歯部反対咬合に対して4～5歳で開始し，被蓋の改善とともに終了するが，最長で9歳まで継続する．

中期成績のまとめ

非症候性片側裂での言語成績の概要は以下の通りである．6歳時のVPFは良好約90％，軽度不全約10％，不全0％[4]．口蓋裂に起因する異常構音は約30％に生じ，側音化，次いで口蓋化が多い．声門破裂音も若干生じているが，全例で自然軽快し，就学前に瘻孔閉鎖術やre-pushback手術などの口蓋裂二次手術を要する率は約2％である．就学前に言語治療と矯正治療の優先度について悩ましい判断を求められることがない．就学前の構音訓練は約20％に行われ，就学後も継続することは稀である．10歳時のVPFは咽頭扁桃のなどが原因で若干低下するが，手術を要するほどに会話明瞭度が低下することはほとんどない．

片側完全裂でのPBGの歯槽骨形成の成績は，5歳時の3DCTでの評価では，SBG回避率が約90％であった[7]．

非症候性片側完全裂での一期形成後の顎発育を6歳時と10歳時で評価(17例・フォローアップ100％)し，口唇口蓋同時形成法(13例・フォローアップ率100％)との成績比較[5,6]を図26と表1に示す．プロフィログラムでは両群の顎発育は同等に見えるが，角度分析では∠ANBが，線分析ではoverjetが，有意差には至っていないものの裂成長傾向を示している．一期形成群の方が，長期間のMPA治療にもかかわらず，10歳時の前歯部反対咬合の残存率が4倍近い．MPAでA点の位置を補正しても，臼歯が前方移動して歯列弓前後径が短縮するという歪みを生じている場合が多い．ただし，6歳から10歳にかけてA点は他の点と同等の前進を示しており，著しい拘縮を起こす瘢痕拘縮を生じていないと考えられる．

手技のpitfall

最もミスを犯しやすいのは，軟口蓋口腔側の前方茎粘膜弁挙上中の弁茎部での粘膜穿孔である．弁先端壊死を起こし得るが，穿孔が2mm未満ならば絶望する必要はない．ただし，弁辺縁に血流を依存するので徹底的な減張が求められる．穿孔の縫縮はさらなる血流低下を招きかねないので行わない．

硬口蓋鼻腔側粘骨膜は薄いので，裂縁側から進入すると裂縁付近で穿孔しやすく，鼻腔側の完全閉鎖を断念せざるを得なくなる場合がある．骨採取の際に，込めガーゼによる保護を怠った場合も同様である．軟口蓋口腔側後方茎粘膜筋弁の挙上での鼻腔側粘膜の温存も気を使うが，直視下に同一作業を繰り返すだけなので習熟は早い．

創離解の原因と短期結果

片側完全裂では，周術期に何らかの口腔内縫合創のトラブルが確認された割合は約25％であった．好発部位，推定原因と予想結果は以下の通りである．

1．軟口蓋口腔側前方辺の離解

原因は，軟口蓋口腔側前方茎弁が小さ過ぎた，IBVFを使わなかった，SBEDやSMLIが足りなかった，など．

2．軟口蓋口腔側前方茎弁の先端壊死

原因は，同粘膜弁の挙上操作を誤った，弁先端の縫合のバイト幅や向きを誤った，など．

3．硬口蓋口腔側後方部の離解

IBVF を使わなかった，SBED や SMLI が足りなかった．

4．三角帆 VMPF の先端壊死

原因は，弁のデザインが細すぎた，術前に舌摩擦や Hotz プレート接触で弁茎部が瘢痕化していた，など．

5．硬口蓋鼻腔側後方部の離解（推定）

原因は，鼻孔側壁の剥離が足りなかった，鼻中隔粘骨膜を IBVF で使い過ぎた，経鼻エアウェイを強引に挿入した，など．

6．硬口蓋鼻腔側前方部の離解（推定）

原因は，鼻孔ステントの強引に挿入した，など．

口腔側鼻腔側を問わず，単独の創離解は，術後3週間には概ね閉鎖し，予後にはあまり影響しないと考えられる．口腔内視診で離解部に泡の出入りが視認される場合，つまり鼻腔側創離解を合併している場合は，術後4週間まで掛かる場合もある．最も多い軟口蓋前方部のトラブルでは，DOZP で鼻腔側と口腔側で孔の位置が一致しないため瘻孔を生じない[10)12)]．硬口蓋は比較的瘻孔を生じやすいが，細い割れ目で終わることが多く，言語面での悪影響は少ない．縫合創のトラブルは，少なからず VPF 低下と顎発育抑制が生じると術者は責任を感じるべきであるが，粘膜壊死がない場合は言語面での心配はほとんどなく，Z ではなくなるほど粘膜壊死しなければ，就学前期の2次手術が必要となる可能性は少ない．切歯孔より後方の創離解は，歯槽骨形成をほとんど妨げない．

DOZP について

国内で Furlow 法を追試して，硬口蓋裂幅の広い症例には適応困難とする報告は多い[10)～12)]．Furlow 自身も減張切開併用も許容する方針に転換している[13)]．本術式では，Z のデザインを若干変更し，SBED による減張，三角帆型 IBVF 先端の利用などの追加手技で，問題を解決している．軟口蓋裂については既に標準術式の地位を獲得しており，唇顎口蓋裂の標準術式となる日は近いと考える．

IBVF について

鋤骨粘骨膜弁 vomer flap による硬口蓋閉鎖の試みは古くから行われていたが，顎発育障害を理由にいずれも廃れた．Veau[14)] の鼻腔側茎弁であれ，Widmaier[15)] の口腔側茎弁であれ，鋤骨面や弁の骨膜面の raw surface を残していたのが原因であろう[16)]．彼らがそうせざるを得なかったのは，硬口蓋の口腔・鼻腔両側の骨膜下剥離を禁忌とする戒律があったと推定される．

本術式では，裂側・非裂側・鼻腔側・口腔側すべての骨膜下剥離と，多少の死腔を許容し，2層縫合によるほぼ完全な閉鎖腔を作って，骨膜と骨の露出を防いでいる．それが顎発育を維持していく最大の要因と考える．また口腔側茎 IBVF には，欠損を縫縮しやすい鼻腔側から縫縮しにくい口腔側に lining を補充するとともに，死腔を減らす効果がある2期法群内での比較であるが，IBVF の使用によって上顎の前下方への成長は妨げられないことを確認している[17)]．

片側完全裂の VMPF 使用群には，不用群に比べて，6歳時の∠SNA と∠ANB に差は認めないが，5歳時の上顎歯槽幅径の有意高値が認められている．

SBED について

Edgerton[18)] が報告した pushback 法で硬口蓋口腔側粘骨膜弁の後方移動量を増す手技である．本術式では，内方移動を目的としており，軟口蓋口腔側前方茎弁の血流も考慮して，NBV 後方の骨膜切開は行っていない．ほぼ全例で必要となる．

SMLI について

Langenbeck 側方減張切開を，raw surface を残さないように工夫している．しかし，硬口蓋口腔

側粘骨膜弁は，さらに口腔側に挙上され，死腔が増え，縫合部が舌圧を受けやすくなる欠点がある．IBVF のデザインの誤りを埋め合わせる最終手段である．

GPP/GPF について

GPP は Millard[19] によって提唱された後に一旦廃れ，Cutting & Grayson[20〜22] によって再び脚光を浴びているものの，顎発育抑制に関して根強い批判[23] も受けている．GPF は Carstens[24] の sulcus sliding technique に類似しているが，raw surface に対する対処が異なる．上顎骨前面を広範囲に剝離することによる顎発育抑制を懸念する意見は多い．しかし，片側完全裂の 6 歳時顎発育では，顎裂閉鎖手技ごとの 3 群比較では最も手術侵襲が少なく，縫合創トラブルも少ない GPP 群が最も上顎後退を示し，GPF 群が最も優れていた[25]．顎発育抑制の原因は，手術侵襲という曖昧な keyword thinking だけで推定してはいけないことが分かる．

ASC について

河合ら[26] が報告した方法に類似しており，顎裂の狭小化と前鼻棘の正中化を目的としている．骨折線近傍の乳歯はそのまま萌出し，非裂側永久側切歯・犬歯欠損の発生率を増やさないことが確認されている[27]．A 点が後退する症例も散見され，両側裂化し premaxilla が後退した状態で骨癒合するのが原因と推定する．片側完全裂の 6 歳時顎発育では，顎裂閉鎖手技ごとの 3 群比較では GPF 群には劣る[25]．5 歳時の 3DCT による形態評価では，前鼻棘の正中化効果にはばらつきが多く，移動方向と距離を制御するのは難しい印象がある．結果的に必要であれば容認し得るが，積極的に適用する手技ではないと考える．

硬口蓋骨採取について

PBG 用の骨採取部位としては過去に類がなく，本術式が批判される最大の原因であろう．確かに口蓋上顎縫合を損傷するが一部に過ぎず，MPA による補助下ではあるが図 26 が示すように，6 歳から 10 歳へと上顎も均等に発育している．非裂側採取には，形態異常を呈している鋤骨上顎縫合を切除することによる，形態改善効果も期待できる．裂側採取には，鼻腔側縫合が容易になるという利点もある．

ただし，片側完全裂での PBG による骨形成評価では，GPF で閉鎖できる骨欠損であれば，下鼻甲介骨と非裂側硬口蓋骨で十分な歯槽と梨状孔下縁が得られると考えられるため，筆者は裂側は採取していない．

下鼻甲介骨採取について

採取による顎発育抑制の懸念がない．完全裂では大きく成長しており，とても良いドナーになる．不全裂では術野が狭くて難しいが，骨は小さい．一塊で採取するには習熟を要する．鼻涙管開口部に配慮する必要はあるが，怖れるほどではない．術直後に同側の流涙は多いが鼻孔ステント抜去後に速やかに軽快する．5 歳時の CT 冠状断では，やや小さいが，概ね非裂側と似た形態を保っている．

PBG について

50 年前から何度か試行され，いずれも放棄されてきた治療概念である．本術式は，歯槽骨形成に関して過去に類のない成績を達成しているが，それは骨膜弁採取部の raw surface がなく，ほぼ完全な骨膜ポケットを作ることが寄与していると推定する．ただし，鼻孔底に lining を補充しない術式なので，採取骨が少ない場合は，歯槽部よりも梨状孔下縁への移植し，SBG 回避よりも外鼻形態の確保を優先している．

至適な術前顎矯正と閉鎖術式について

幅広い裂を辛うじて縫合した箇所の創離開率は，当然高い．また，閉鎖手技を駆使するほど手術侵襲が増し，ともに顎発育を妨げる誘因になることが懸念される．そのため，裂をなるべく狭小化

し，切開・剥離を必要最小限にすることを目指し，PSO の進捗状況を優先して手術時期を決めた時期もあった．しかし，顎発育に関しては，予想に反して GPP が最も上顎後退を示した．徹底的な PSO の副作用として，前歯部歯槽だけでなく，歯槽弓全体を後退させている疑いがある．ゴムを力源とした active な PSO は後退を生じやすいと想像する．

至適な硬口蓋裂幅については，通常の完全片側裂では 9～13 mm で，IBVF は三角帆型には限らないが，なるべく使用する．ただし，PSO 開始以前に鼻中隔下端の粘膜びらんを生じたり，硬口蓋部が両側裂で，IBVF が使い難い場合は，8～10 mm が良い．

至適な顎裂幅については，裂側乳側切歯(B)の有無も考慮に入れるべきと考えている．過去に行ったことはないが，完全裂で B が 0 本の場合は 3～5 mm，B が 1 本の場合は 1～3 mm，B が矮小 2 本の場合は 0～1 mm と推定する．乳歯萌出が期待できない部位により多くの歯槽骨形成を図るのは，梨状孔とそれに連なる外鼻形態の対称性の維持を意図している．B が欠損している歯槽は小さく，術式を GPP に限定し，顎模型の調和を基準にして PSO を進めると，梨状孔形態，nasion を通る正中線に対する歯槽弓の対称性を損なう可能性を危惧する．特に完全裂での GPP 群で外鼻形態の対称性が劣る可能性も示唆されている[28]．

今後の展望

現状では，一期形成法が同時形成法よりも優れる点は，SBG がほぼ不要になることのみである．PSO の目標が高くなり，MPA を含め歯科矯正治療の期間が長くなり，患者と保護者の負担増は明らかである．咬合は，前歯部が Angle 3 級様であるのに臼歯部は Angle 2 級傾向を呈し，抜歯矯正の必要が増す．長期結果で jaw surgery を要した割合が確認できると同時法の優位性が顕著になると予想される．同時法よりも一期法の方が確実に優れるのは不全裂に限られる．

しかし，60％以上の症例は，ただ 1 回の手術と前後の矯正治療によって，総ての機能と構造を回復しているのも事実である．これまでの分析結果を総合すると，passive な PSO を行い，GPP に固執せず，より丁寧な手術操作で縫合創のトラブルを回避するだけで，相当な成績改善を見込める．現時点で，一期形成法を放棄すべきという決定的な理由はないと考える．

現在，国内に唇顎口蓋裂の一期的全裂閉鎖を追試している施設は 4 つほどあるが，いずれも術前顎矯正の厳密な管理の下，顎裂閉鎖法を GPP に限定し，硬口蓋骨は採取せず，手術の低侵襲化を追求しており，鳥飼の一期形成法とは似て非なる物とも言える．それらの成績を比較する際，顎発育に関しては A 点に関する角度分析だけでなく，線分析の A'-Ptm' や顎模型の有効歯槽弓前後径と周長を，歯槽骨形成に関しては SBG 回避率だけでなく外鼻形態の対称性も検討すべきであろう．

また，乳児期硬口蓋閉鎖と乳児期 DOZP の敷居が高いのが実情である．生後 3～4 か月で口唇形成と鼻腔底形成を行い，生後 10～12 か月に硬口蓋閉鎖と DOZP と GPP(GPF) と PBG を行うのも良い治療法である．症例数は少ないが，初回口唇形成後の転医症例で良好な成績を収めており，一期形成法よりも普及しやすい方法と考える．

まとめ

本術式は，一般的には否定されている治療概念の複合体であるにも関わらず，言語獲得と顎発育を両立している．本法には改善の余地が残っており，広く推奨できる方法と評するには時期尚早であるが，我々が得た新知見が口蓋裂治療の進歩に寄与することを祈念して稿を終えさせて頂く．

参考文献

1) 鳥飼勝行，長西裕樹：乳児期早期の口唇口蓋同時形成法―片側唇顎口蓋裂での顎発育・言語の成績．形成外科．**54**(9)：991-998，2011．
2) Torikai, K., Hirakawa, T., Kijima, T., et al.: Primary alveolar bone grafting and gingivoperiosteoplasty or gingivomucoperiosteal flap at the

time of 1-stage repair of unilateral cleft lip and palate. J Craniofac Surg. **20**(Suppl 2)：1729-1732, 2009.
3) 長西裕樹, 鳥飼勝行, 和田充弘ほか：片側唇顎口蓋裂に対する口唇口蓋同時形成術の言語成績―6歳時評価―. 日口蓋誌. **31**(2)：p 143, 2006.
4) 田中真理, 大橋由紀江：口唇口蓋裂と言語評価. 胎児診断から始まる口唇口蓋裂―集学的治療のアプローチ―. p 254-267, メジカルビュー社, 2010.
5) 長西裕樹, 渋谷直樹, 藤田紘一ほか：片側唇顎口蓋裂に対する口唇顎口蓋1期形成の就学期成績：側方セファログラムによる顎発育評価. 日口蓋誌. **37**(2)：p 112, 2012.
6) 長西裕樹, 藤田紘一, 渋谷直樹ほか：片側唇顎口蓋裂に対する同時形成法と一期形成法の顎発育比較〜完全裂症例での10歳時評価〜. 日口蓋誌. **39**(2)：p 104, 2014.
7) 長西裕樹, 渋谷直樹, 藤田紘一ほか：片側完全唇顎口蓋裂に対する口唇顎口蓋1期形成の就学期成績―CT画像による1次骨移植の評価. 日口蓋誌. **37**(2)：p 112, 2012.
8) 平川 崇, 佐藤麻衣子, 宮崎英隆ほか：片側唇顎口蓋裂の術前顎矯正による治療成績. 日口蓋誌. **29**(3)：p 287-297, 2004.
9) 平川 崇：術前顎矯正治療―プレートを用いた非観血的治療. 胎児診断から始まる 口唇口蓋裂―集学的治療のアプローチ. p 96-106, メジカルビュー社, 2010.
10) 高戸 毅, 伊藤 優, 竹田秀円ほか：Furlow法を用いた口蓋形成術の経験―主に適応について―. 形成外科. **33**(1)：p 15-21, 1990.
11) 秦 維郎, 田野口二三子, 酒井俊一：Furlow法による口蓋裂術後成績―主義と獲得言語の成績について. 形成外科. **38**(7)：p 707-14, 1995.
12) 大久保文雄, 保阪善昭, 加藤正子ほか：口蓋裂手術：Furlow法-粘膜弁法との比較. 形成外科. **43**(1)：p 39-45, 2000.
13) Furlow, L. T.：Flaps for Cleft Lip and Palate Surgery. Clin Plast Surg. **17**(4)：p 633-644, 1990.
14) Veau, V.：Technique De L'Urano-Staphyloraphie Dans Le Bec-De-Lievre Unilateral. Division Palatine. p 445-56, Manson, Paris, 1931.
15) Widmaier, W.：A new technic for closure of cleft palate. Chirurg. **30**(6)：p 274-278, 1959.
16) Delaire, J., Precious, D.：Avoidance of the use of vomerine mucosa in primary surgical management of velopalatine clefts. Oral Surg Oral Med Oral Pathol. **60**(6)：p 589-597, 1985.
17) 長西裕樹, 藤田紘一, 佐武利彦ほか：Furlow変法術後の片側唇顎口蓋裂の10歳時顎発育―硬口蓋閉鎖に鋤骨弁の使用群と不用群の比較. 日口蓋誌. **37**(2)：120, 2012.
18) Edgerton, M. T.：Surgical lengthening of the cleft palate by dissection of the neurovascular bundle. Plast Reconstr Surg Transplant Bull. **29**：551-560, 1962.
19) Millard, D. R., Latham, R. A.：Improved primary surgical and dental treatment of clefts. Plast Reconstr Surg. **86**(5)：856-871, 1990.
20) Wood, R. J., Grayson, B. H., Cutting, C. B.：Gingivoperiosteoplasty and midfacial growth. Cleft Palate Craniofac J. **34**(1)：17-20, 1997.
21) Santiago, P. E., Grayson, B. H., Cutting, C. B., et al.：Reduced need for alveolar bone grafting by presurgical orthopedics and primary gingivoperiosteoplasty. Cleft Palate Craniofac J. **35**(1)：77-80, 1998.
22) Pfeifer, T. M., Grayson, B. H., Cutting, C. B.：Nasoalveolar molding and gingivoperiosteoplasty versus alveolar bone graft：an outcome analysis of costs in the treatment of unilateral cleft alveolus. Cleft Palate Craniofac J. **39**(1)：p 26-29, 2002.
23) Berkowitz, S.：Gingivoperiosteoplasty as well as early palatal cleft closure is unproductive. J Craniofac Surg. **20**(Suppl 2)：1747-1758, 2009.
24) Carstens, M. H.：The Sliding Sulcus Procedure：Simultaneous Repair of Unilateral Clefts of the Lip and Primary Palate―A New Technique. J Craniofac Surg. **10**(5)：415-429, 1999.
25) 長西裕樹, 鳥飼勝行, 佐武利彦ほか：口唇・顎・口蓋1期形成術の顎裂閉鎖手技別の顎発育比較―片側完全唇顎口蓋裂の6歳時評価. 日口蓋誌. **38**(2)：171, 2013.
26) 河合 幹, 夏目長門, 向井 陽：外科的顎矯正を併用した片側唇顎口蓋裂の初回更新列手術法. 日口外誌. **43**(3)：174-176, 1997.
27) 長西裕樹, 藤田紘一, 平川 崇ほか：顎裂閉鎖の補助手技・非裂側歯槽骨分節皮質骨切りが歯芽に及ぼす副作用. 日口蓋誌. **37**(2)：112, 2012.
28) 長西裕樹, 藤田紘一, 渋谷直樹ほか：片側完全唇顎口蓋裂での一次骨移植・歯肉骨膜形成の至適術式は？. 日口蓋誌. **39**(2)：108, 2014.

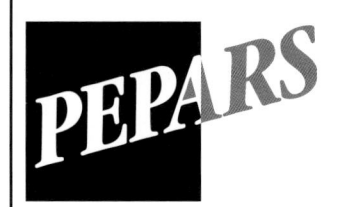

◆特集／口蓋裂の初回手術マニュアル―コツと工夫―
Intravelar veloplasty 法による口蓋裂初回形成術
―コツと私の工夫―

朴　修三*

Key Words：口蓋形成術(palatoplasty)，鼻咽腔閉鎖機能(velopharyngeal insufficiency)，口蓋裂(cleft palate)

Abstract　Intravelar veloplasty 法(以下，IVV 法)は硬口蓋後端や軟口蓋披裂縁粘膜に停止している鼻咽腔閉鎖機能に関わる筋群の後方移動と muscle sling の形成を重視した口蓋裂の手術方法である．IVV 法を狭義に捉えれば口蓋裂披裂縁と軟口蓋切開のみで行う方法になるが，広義に理解するならば硬口蓋で粘膜骨膜弁を挙上して後方移動し，軟口蓋で IVV 法に準じた筋層再建を行えば pushback palatoplasty(Veau-Wardill-Kilner style) with IVV 法になる．ここでは以前に本誌で本法を報告した後，現在までに変更した点などを含め狭義の IVV 法の手術手技のコツと工夫について述べる．

はじめに

　Intravelar veloplasty 法(以下，IVV 法)は硬口蓋後端や軟口蓋披裂縁粘膜に停止している鼻咽腔閉鎖機能に関わる筋群を後方移動して muscle sling の形成を行う口蓋裂手術方法である．口蓋裂披裂縁の切開より硬口蓋後端や軟口蓋粘膜に停止している筋群(主として口蓋帆挙筋と口蓋咽頭筋の縦走部)を切離し，できるだけ後方移動させた後に端々縫合する[1)2)]．口腔側と鼻腔側の粘膜から筋群を意識して剝離したり後方移動したりせずに裂を閉鎖するのが従来の方法であり，軟口蓋で粘膜筋弁の double opposing Z-plasty を行うのが Furlow 法(以下，F 法)である[3)]．IVV 法を狭義に捉えれば口蓋裂披裂縁と軟口蓋切開のみで行う方法である．広義に理解するならば，硬口蓋で粘膜骨膜弁を挙上して後方移動し，軟口蓋で IVV 法の考え方で筋層再建を行えば pushback palatoplasty(Veau-Wardill-Kilner style) with IVV 法になり，粘膜骨膜弁の後方移動をしなければ two-flap palatoplasty(Bardach style) with IVV 法となる．上記の手術で軟口蓋において double opposing Z-plasty を行えば with IVV 法が with F 法になる．アメリカでは口蓋裂手術の方法として two-flap palatoplasty(Bardach style) with IVV 法と Furlow 法が主に行われている[4)]．

　ここでは以前本法を本誌で紹介した後[5)]，現在までに変更した下記の 3 点を含め，狭義の IVV 法の手術手技のコツと工夫について述べる．

1）口腔側の Z 形成の粘膜弁を小さくし，先端の角度を約 80° にした．Furlow 法と異なり粘膜弁のため，粘膜縫合時の緊張が強いと血流が不安定となり術後に縫合不全を起こす可能性があった．Z を小さくして先端の角度を大きくすることで，縫合不全を起こしにくくした．

2）鼻腔側粘膜の Z 形成を最も延長効果の高い 90° に変更した．
　まず片側の粘膜の横切開で十分に引き下げ，その粘膜弁挿入部にあわせて反対側にも横切開を加える．

3）完全唇顎裂口蓋裂症例の口唇形成術時に軟口蓋癒着術を行うことで口蓋裂手術時に裂幅が

---

*Susan PARK，〒420-8660　静岡市葵区漆山 860 番　静岡県立こども病院，副院長／形成外科，医長

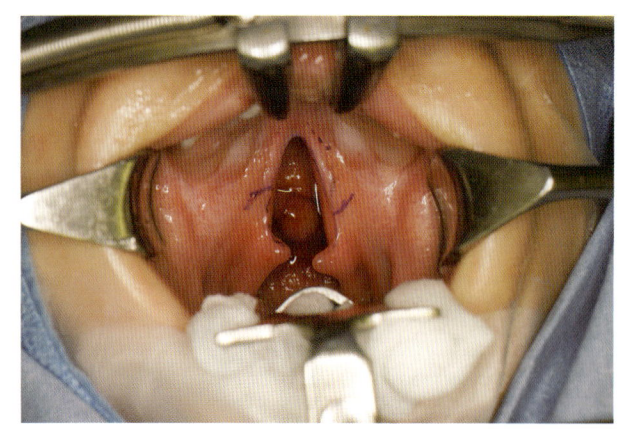

図 1. 軟口蓋の中央に角度が約 80°Z 形成をデザイン

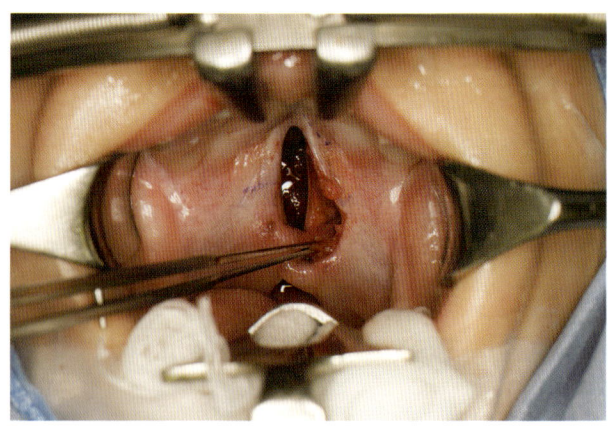

図 2. 左の口腔側粘膜弁を挙上後，硬口蓋後端や披裂縁に付着する口蓋帆挙筋を後方移動

有意に縮小するだけでなく，軟口蓋も有意に長くなっていた．これまで安全性などを考慮して粘膜骨膜弁法を行っていた硬口蓋後端での裂幅が広い硬軟口蓋裂症例や完全唇顎裂口蓋裂症例に対しても狭義の IVV 法が適用できる症例が増えている．

IVV 法適応症例

筆者は 1997 年より現在まで裂幅の小さい硬軟口蓋裂と軟口蓋裂に対し，狭義の IVV 法を適応してきた[5]．左右の上顎結節後端を結ぶ線での裂幅が 10 mm 以上（または裂幅が上顎結節後端を結ぶ距離の 1/3 以上）や硬口蓋部の骨欠損の大きな硬軟口蓋裂症例に IVV 法を適応すると横方向の緊張が強いために軟口蓋の後方移動が不十分になるだけでなく，術後硬口蓋に瘻孔を生じる可能性が高くなる．口蓋の裂幅が狭い軟口蓋裂症例であっても軟口蓋長（口蓋垂先端より左右の上顎結節後端を結ぶ線に下ろした垂線の長さ）が 15 mm 以下や口蓋垂がアデノイド下端に届かない Randall 分類の Type Ⅲや Ⅳ では，術後の鼻咽腔閉鎖機能を考慮して軟口蓋を十分に後方移動できる pushback palatoplasty を選択している[6]．2006 年から完全唇顎裂口蓋裂や唇裂を合併した硬軟口蓋裂症例に対し口唇形成術時に軟口蓋癒着術を行うようになり，安全に狭義の IVV 法を適用できる症例が増加している（後述）[7]．

手術術式

筆者の IVV 法は口蓋裂の披裂縁を切開して行う Kriens の方法に，口腔側と鼻腔側の粘膜に Z 形成を加えた手術方法である[5]．この Z 形成を行うことにより硬口蓋後端や披裂縁粘膜に停止する筋群を直視下に見ることができ，筋群の剝離や後方移動操作が容易となるだけでなく，Z 形成による軟口蓋の延長効果も期待できる．しかし，IVV 法では軟口蓋を鼻腔側粘膜，筋層，口腔側粘膜の 3 層に分ける．裂幅の広い症例では口腔側粘膜縫合部の緊張が強くなり，術後に創離開する危険性が高くなるため，粘膜と筋層の剝離操作時には粘膜を愛護的に扱わなければならない．

1．デザイン（図 1）

披裂縁の切開と軟口蓋の口腔側粘膜に Z 形成をデザインする．硬口蓋の披裂縁切開はやや口腔側よりにした方が硬口蓋骨膜下の鼻腔側粘膜剝離と Veau 法による鼻腔側粘膜の縫合がやりやすい．Z 形成の位置を硬口蓋後端の近くにすると筋層付着部が直視できるため筋肉の剝離操作には有利だが，粘膜弁の伸展性がやや劣り創離開が起きた時に硬口蓋後端に瘻孔を生じやすくなる．口蓋垂近くにすると硬口蓋後端に付着する筋層の切離操作が難しくなるので，軟口蓋中央で Z 形成をするのが望ましい．軟口蓋の長さに左右差がある時には Z 形成の粘膜弁の位置，大きさ，先端の角度を左右で変えている．

図 3.
右の軟口蓋では披裂縁切開のみで筋層の剝離と後方移動をしている.
(右軟口蓋の筋層剝離は直視下でできないためやや難しいが，左右の軟口蓋の長さが違う症例では口腔側粘膜の縫合時に左の粘膜弁の入れやすい位置に右の軟口蓋の粘膜弁を作成した方が位置のずれを生じない.)

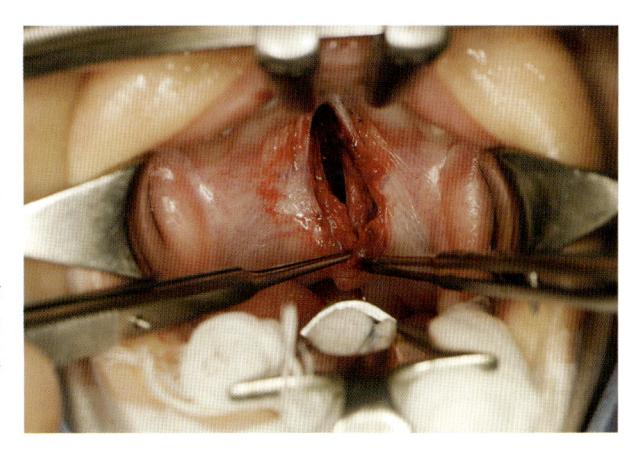

2．左側披裂縁切開と粘膜弁の挙上(利き手が右の場合)

デザイン後1％Eキシロカインを生理食塩水で倍量に薄めた液を硬口蓋後端や軟口蓋披裂縁などの出血しやすい部位を中心に局所注射する．硬口蓋の裂周辺は粘膜下の軟部組織が少ないので，骨膜下での剝離操作が容易になるよう十分に注入する(約8～10 ml).

3分間以上待って左側口蓋披裂縁より切開を開始する．口腔側の粘膜弁は軟口蓋の披裂縁に付着した筋群の上の層で剝離し，粘膜下の脂肪組織をすべて含めて挙上する．

3．左側硬口蓋後端の処置と筋群の後方移動(図2)

硬口蓋の裂部では披裂縁の切開から骨膜剝離子を用いて硬口蓋骨から口腔側粘膜，鼻腔側粘膜を骨膜下で剝離する．この操作は直視下でないため数種類の骨膜剝離子(ケイセイM型口蓋裂ラスパトリー®，R-4053D，R-4052C，R-2224など：ケイセイ医科工業)を使い分けながら，慎重に行う必要がある．硬口蓋後端での口腔側粘膜の骨膜下剝離は，口腔側粘膜縫合に緊張がかからないようにできるだけ広範囲に行う．外側の剝離時は大口蓋動静脈の損傷に気をつける．鼻腔側粘膜の骨膜下剝離は硬口蓋に裂が及んでいない症例では必要ないが，硬口蓋後端の裂が大きい症例では，蝶形骨の内側翼状突起内側板まで骨膜剝離子を用いて剝離すると鼻腔側粘膜の内側への可動性が良くなり，鼻腔側粘膜縫合が緊張なく行える．

口腔側と鼻腔側粘膜の骨膜下剝離後に硬口蓋後端や披裂縁粘膜などに停止する筋群を骨膜剝離子や弯剪刀を用いて切離し後方移動する．切離後に剝離操作を軟口蓋の外側方向に進めると内側が口蓋帆挙筋と口蓋咽頭筋(縦走部)で，外側が口蓋咽頭筋(輪状部)や上咽頭収縮筋に挟まれる空隙がある(the space of Ernst)[2]．この空隙より内側にある筋群を鼻腔側および披裂縁粘膜より剝離してできるだけ後方移動する．粘膜に停止した筋群は切るのではなく，鑷子で把持して緊張させ弯剪刀で削ぐよう押して剝離する．最後に剝離した筋群を鑷子で把持して，後方や内側に自由に動くのを確認する[8)9)]．硬口蓋後端や鼻腔側粘膜に筋肉の一部分が残っていても，口蓋帆挙筋や口蓋咽頭筋全体の筋肉量に比べれば少量にすぎないので，筋群のすべてを後方に移動させることにこだわる必要はない．かえってこの操作をあまり厳密にやると鼻腔側粘膜が穿孔する危険があるだけでなく，粘膜の血流に悪影響を及ぼし粘膜縫合部が離開するリスクが増える．

4．右側披裂縁切開，粘膜弁挙上，硬口蓋後端処置，筋群後方移動(図3)

左側と同様に披裂縁を切開して，口腔側粘膜弁を挙上し，硬口蓋の骨膜下剝離と筋群の後方移動を行う．軟口蓋に左右差のある症例では，短い軟口蓋をより延長する必要があるので，左右のZ形成の粘膜弁の位置や先端の角度，大きさを変えている．差が大きい場合は右側の粘膜弁を挙上せず披裂縁切開のみで筋層の剝離と後方移動を行い，鼻腔側粘膜と筋層縫合終了後に口腔側の右粘膜弁を作成する．その場合硬口蓋後端の処置，筋群の

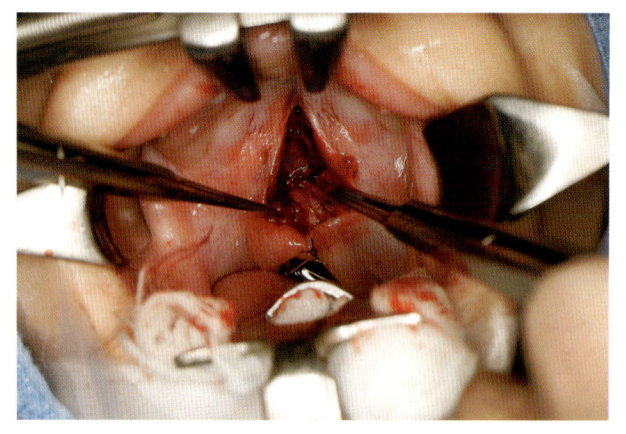

図 4.
鼻腔側粘膜縫合
左軟口蓋のほぼ中央で鼻腔側粘膜に横切開を加えて口蓋垂側の鼻腔側粘膜を後方移動する．その左側鼻腔側粘膜弁が差し込める位置の右口蓋鼻腔側粘膜に横切開を加えて，90°のZ形成を行い，鼻腔側粘膜を延長して縫合する．（鼻腔側粘膜弁が過度の緊張なく縫合できる範囲内で鼻腔側粘膜はできるだけ後方移動させる．）

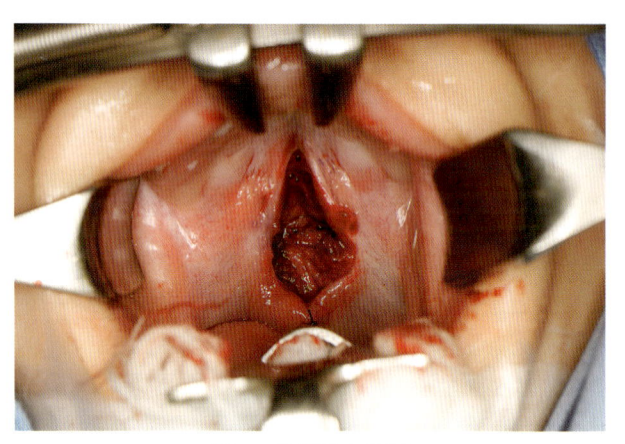

図 5. 筋層縫合終了

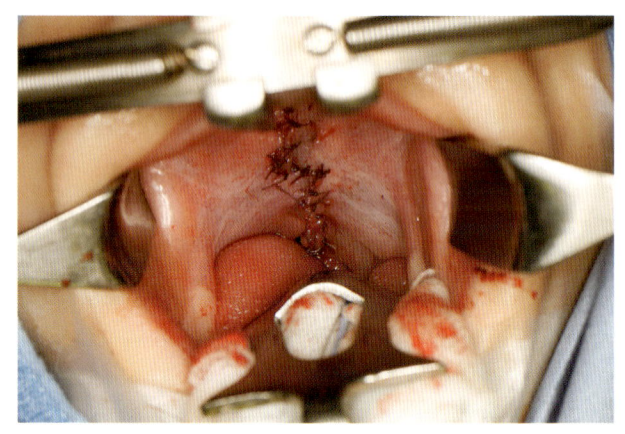

図 6. 手術終了時の状態

後方移動操作が直視下で行えないためやや難易度が上がる．

5．鼻腔側粘膜縫合(図4)

硬口蓋の裂部前方より4-0の合成吸収糸でVeau法により鼻腔側粘膜を縫合する．最前方は撚り糸ではしっかりとした縫合がしにくいため，5-0黒ナイロンで縫合する場合もある．口蓋腱膜(aponeurosis)や口蓋帆張筋などが，鼻腔側粘膜の内側への引き寄せを妨げている場合は適宜切離する．軟口蓋中央部で口蓋垂を含めた左の鼻腔側粘膜が咽頭後壁に容易に届くまで左の鼻腔側粘膜に横切開を加える．横切開によって生じた欠損部に右側の鼻腔側粘膜の粘膜弁が入るように，右の鼻腔側粘膜に横切開を加える．この横切開による粘膜弁の入れ替えで鼻腔側粘膜は延長効果が最も大きな90°のZ形成となる．鼻腔側粘膜を左右の長さのバランスをとりながら4-0の合成吸収糸で口蓋垂まで縫合する．

6．筋層縫合(図5)

口蓋垂の基部付近より，鼻咽腔閉鎖機能に関わる口蓋帆挙筋だけでなく口蓋咽頭筋や口蓋舌筋なども意識したmuscle slingの再建を行う．筋線維の走行に留意し，確実な縫合となるようにやや斜めの水平マットレスに筋群の端々縫合を行う．1針縫合ごとにさらに外側の筋群を中央に引き寄せるように，4-0黒ナイロン糸で3～4針縫合する．できるだけ外側の筋群を過緊張に縫合することで軟口蓋は口蓋帆挙筋の起始部である頭側後方へ移動し，術後の鼻咽腔閉鎖機能の獲得に有利に働く．筋群の縫合後に口蓋舌弓(口蓋舌筋が含まれる)と口蓋咽頭弓(口蓋咽頭筋が含まれる)のきれいなアーチが形成されていれば，口蓋帆挙筋と口蓋帆挙筋の拮抗筋である口蓋咽頭筋や口蓋舌筋の位置関係が正常化され，正しくmuscle slingが再建されたと推定できる[2)10)]．

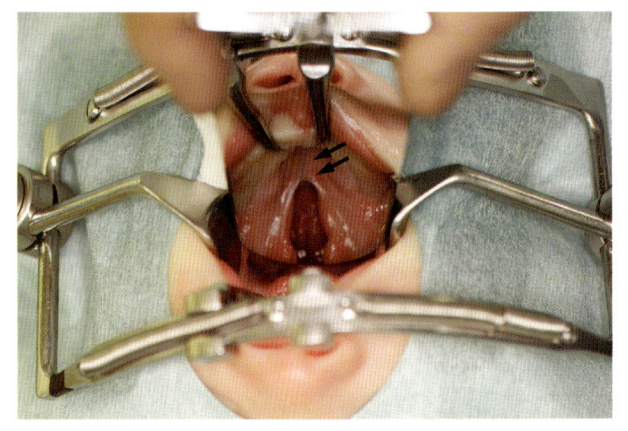

図 7. 2 か月半, 男児. 左唇裂と硬軟口蓋裂がみられた. 上顎結節間での裂幅は 10 mm で, 硬口蓋の骨欠損(矢印)は裂の前方まで続いている.

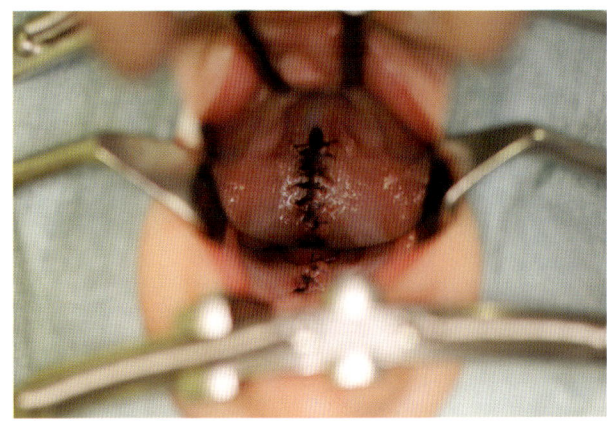

図 8. 唇裂手術時に口蓋裂の披裂縁粘膜を切開して粘膜のみの縫合を行う軟口蓋癒着術を施行

図 9.
IVV 法をデザイン
口蓋裂手術時(1 歳 3 か月)に裂幅は 2 mm に縮小していた. 唇裂手術時に軟口蓋の長さは 16.9 mm で, 口蓋垂がアデノイド下端に届く Randall 分類の Type II であったが, 口蓋裂手術時に軟口蓋の長さは 25.4 mm になり, 口蓋垂が容易に咽頭後壁に届く Type I に改善していた.

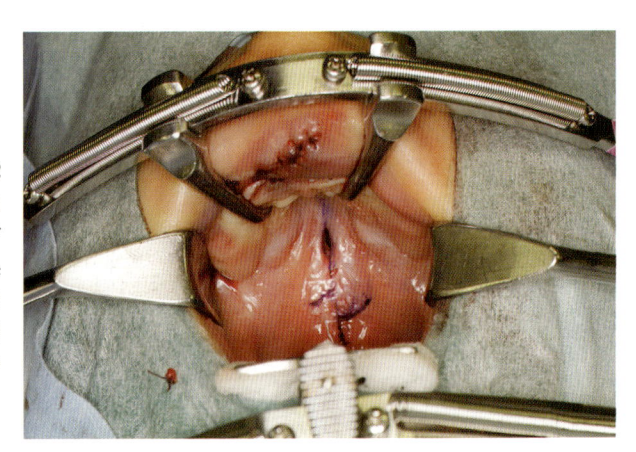

7. 口腔側粘膜縫合(図 6)

筋層縫合後, 口蓋垂より口腔側粘膜の縫合を行う. 左右の口蓋垂縫合は単純結紮縫合よりも垂直マットレス縫合をした方が, 粘膜同士を合わせやすく, いい形の口蓋垂を形成できる. 左右の軟口蓋の長さに差があり右の口腔側粘膜弁を作成していない時は, 口蓋垂の縫合後に左の口腔側粘膜弁の位置に合わせて右の口腔側粘膜に粘膜弁を作成する. 口腔側粘膜は粘膜弁のため裂けやすいので, 愛護的に 4-0 の合成吸収糸で縫合操作を行う.

口蓋裂手術において大事なことは裂の確実な閉鎖と口蓋筋群(口蓋帆挙筋や口蓋咽頭筋など)の十分な後方移動と muscle sling の再建である. 手術終了時には口蓋舌弓と口蓋咽頭弓きれいなアーチが再建され, 口蓋垂が咽頭後壁に余裕をもって届く Randall 分類の Type I になっていなければならない.

術後処置

狭義の IVV 法の術後はそのままで特に口腔内縫合部の保護はしていない. 硬口蓋の切歯孔より前方まで縫合している場合は, ガーゼに挟んだ歯科用綳帯剤(サージカルパック N®:昭和薬品化工株式会社)を硬口蓋の形態に合わせて成形し, 歯肉粘膜に 2-0 合成吸収糸で縫合固定している. 術後 3 日間は縫合部を安静に保つため経管栄養としている. 術後 4 日目より口腔内縫合部の状態を見ながら経口摂取を流動食から開始し, 徐々に食事のレベルを上げていく. 術後 10 日以降に縫合部の状態を確認して退院する. 歯科用綳帯剤を使用している場合は退院時に除去する.

合併症

最も注意しなければならないのは, 術後の硬口

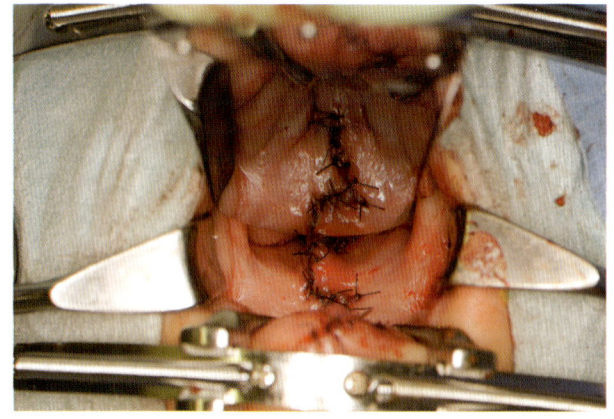

図 10. 手術終了時
口腔側粘膜縫合時に横方向の緊張がほとんどないため軟口蓋の十分な後方移動が行えた.

蓋後端付近での口腔側粘膜縫合部の離開である.手術直後に口腔側粘膜縫合部の緊張が強かった症例は,術後数日は注意深く口腔内を診察しなければならない.口腔側粘膜縫合部が不安定な場合は,経口摂取の開始を遅らせ経鼻チューブによる栄養を縫合部が安定するまで継続する.自験例では口腔側粘膜弁を小さくするようになって縫合部が離開した症例はない.

IVV 法の適応拡大(図 7～10)

2006 年より筆者は完全唇顎裂口蓋裂と唇裂を合併した硬軟口蓋裂症例の唇裂手術時に軟口蓋裂部の粘膜を 2 層に縫合する軟口蓋癒着術(velar adhesion)を行っている[7].これにより口蓋裂手術時の口蓋裂幅が縮小することで裂閉鎖が安全に行えるだけでなく,横方向の緊張が少なくなるため十分な後方移動ができる.また,口唇裂時と口蓋裂手術時の比較で軟口蓋長が明らかに長くなっており,これまで PB 法を適応していた完全唇顎裂口蓋裂症例や硬軟口蓋裂症例においても狭義の IVV 法を適用できる症例が増加している.現在は手術回数が増えるデメリットを考慮して口唇裂のある症例のみに適応しているが,今後は裂幅の大きな硬軟口蓋裂症例への適応の拡大の可能性も検討中である.

まとめ

口蓋裂に対する IVV 法について手術方法の詳細と適応などについて述べた.口蓋裂の手術方法は数多くあるが,軟口蓋部の再建方法は IVV 法と F 法のどちらかに収斂してきている[3)11)].口蓋裂手術において重要なことは,裂が完全に閉鎖されていて瘻孔がない,術後の鼻咽腔閉鎖機能が良好で構音障害がない,顎発育への影響が最小限,などである.口蓋裂は症例によって裂幅や軟口蓋の長さなどの条件が様々である.術者はそれぞれの手術方法の長所,短所を理解し,ひとつの術式にこだわることなく,総合的に判断して手術方法を選択するべきである.

文　献

1) Kriens, O. B. : An anatomical approach to veloplasty. Plast Reconstr Surg. **43** : 29-41, 1969.
   Summary　Veloplasty 法を最初に報告した論文で,口蓋裂の筋肉の解剖などについて記載している.

2) Kriens, O. B. : Update on intravelar veloplasty. Advances in Plastic and Reconstructive Surgery. Vol. 13, 1-31, Mosby-Year Book, 1997.
   Summary　Kriens により veloplasty 法の概念,解剖,手技などについて詳細にまとめられている.

3) Katzel, E. B., Basile, P., Koltz, P. F., et al. : Current surgical practices in cleft care : Cleft repair techniques and postoperative care. Plast Reconstr Surg. **124** : 899-906, 2009.
   Summary　アメリカ口蓋裂学会員の外科医に対する現在の手術方法と術後ケアについてのアンケート調査.

4) Furlow, L. T. Jr. : Cleft palate repair by double opposing Z-plasty. Plast Reconstr Surg. **78** : 724-736, 1986.
   Summary　Furlow 法の本人による最初の論文.

5) 朴　修三:【口蓋裂初回手術のコツ】Intravelar Veloplasty 法. PEPARS. **11** : 1-6, 2006.

6) Randall, P., et al. : Palatal length in cleft palate as a predictor of speech outcome. Plast Reconstr Surg. **106** : 1254-1259, 2000.
   Summary　口蓋裂手術時の口蓋垂のアデノイド下端への届き方で軟口蓋の長さを 4 つに分類し,術後の鼻咽腔閉鎖機能の予測因子とした.

7) 朴　修三,木村眞之介,大瀧雄平:軟口蓋癒着術

（velar adhesion）について．日形会誌．**32**：294-301，2012．
8) Sommerlad, B. C. : A technique for cleft palate repair. Plast Reconstr Surg. **112** : 1542-1548, 2003.
　　Summary　口蓋裂手術時の筋肉の広範囲な剥離と十分な後方移動の重要性を述べている．
9) Andrades, P., et al. : The importance of radical intravelar veloplasty during two-flap palatoplasty. Plast Reconstr Surg. **122** : 1121-1130, 2008.
　　Summary　Radical intravelar veloplasty を導入前後の two-flap palatoplasty を比較し，radical intravelar veloplasty が有効であったと報告．
10) Tor-Goran, H., et al. : Intravelar veloplasty reinforced with palatopharyngeal muscle : a review of a 10-year consecutive series. Scand J Plast Reconstr Surg Hand Surg. **39** : 277-282, 2005.
　　Summary　Veloplasty 法における口蓋帆挙筋の拮抗筋である口蓋咽頭筋の重要性を述べている．
11) Jackson, O., et al. : The children's hospital of Philadelphia modification of the Furlow double-opposing Z-plasty : 30-year experience and long-term speech outcomes. Plast Reconstr Surg. **132** : 613-622, 2013.

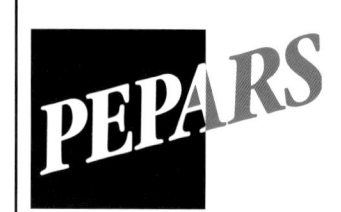

◆特集／口蓋裂の初回手術マニュアル─コツと工夫─

Perko法による二段階口蓋形成術，続報

内山健志[*1]　須賀賢一郎[*2]　坂本輝雄[*3]

Key Words：ペルコ法(Perko's technique)，二段階口蓋形成術(two stage palatoplasty)，軟口蓋形成術(closure of soft palate)，硬口蓋形成術(closure of hard palate)，研究業績(research achievement)，臨床評価(clinical evaluation)

Abstract　現代の口蓋裂手術の目標は，良好な鼻咽腔閉鎖機能と上顎歯槽弓を同時に持つ機能的な口蓋が初回手術によって早い時期から形成されるべきと考えている．つまり相反する事象の言語と顎発育における機能の両者がともに，小児期から達成されることが望ましい．Perko法による二段階口蓋形成術の成否は，大半が初回の軟口蓋形成術にかかっているので，PEPARS No.11 特集「口蓋裂初回手術のコツ」では，軟口蓋形成術を中心に実践的な手技のコツを手順に沿って解説した．

今回は，続報というタイトルから，二段階目の硬口蓋形成術手技のコツについてまず述べた．ついで口蓋裂二次障害を防止するスキルについて，特に軟口蓋形成術では前報より深く掘り下げた．研究と調査では，鼻咽腔閉鎖と顎発育を中心とした業績の一端と negative 臨床データについて言及した．さらに本手術と顎裂部骨移植術との関連も追加した．

以上から本手術は，上記の機能要件を十分満たしている手術法と思われる．

本論文の要旨は，第 26 回日本口蓋裂学会総会(平成 14 年，倉敷市)，第 28 回日本口蓋裂学会総会(平成 16 年，鹿児島市)，The 5th Asian-Pacific Cleft Lip & Palate Conference (2003, Seoul, Korea)，ICPF Cleft 2008 (2008, Dallas, USA)，Asian Pacific Cleft Lip and Palate/Craniofacial Congress 2011 and Australian Cleft Lip and Palate Association (2011, Perth, Australia)において，いずれも Speaker of the Symposium あるいは Invited Speaker として発表した．

はじめに

PEPARS No.11 特集『口蓋裂初回手術のコツ』で，口蓋裂一次手術の目的，具備すべき条件，教室で採用してきた Perko 法による二段階口蓋形成術を的確で安全に遂行するうえでのスキルを中心として発表する機会をいただいた．

前報で，現代における口蓋裂一次手術は，"良好な鼻咽腔閉鎖機能と上顎歯槽弓を同時に有する機能的な口蓋が手術によって小児期から形成されるべきである" Perko 法による二段階口蓋形成術は，上記の要件を十分満たしている手術法である，と報告した[1]．さらに，初回(一段階目)の軟口蓋形成術が的確に行われれば，ほぼ確実に良好な鼻咽腔閉鎖機能が獲得されることを日常の臨床経験と臨床研究結果から得ているので，軟口蓋形成術のコツを中心に報告した．今回，その続報の執筆依頼を受けた．私的なことであるが昨年の 3 月に定年退職した身であるので固辞したが，関係各位から温かい執筆のご依頼をいただいた．

口蓋裂の一次手術は，本来，二次手術を行う必要のない結果を得るようにすべきであるが，やむ

[*1] Takeshi UCHIYAMA，〒261-8502　千葉市美浜区真砂 1-2-2　東京歯科大学，名誉教授
[*2] Kenichiro SUGA，東京歯科大学口腔外科学講座，講師
[*3] Teruo SAKAMOTO，東京歯科大学歯科矯正学講座，講師

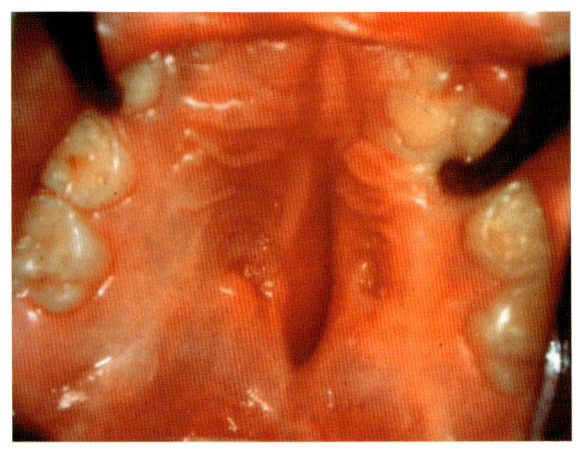

図 1. 硬口蓋部における未手術の裂隙（平均的な大きさ）

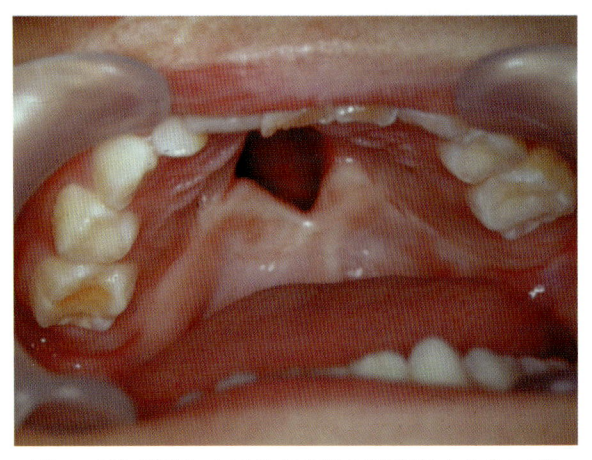

図 2. 硬口蓋部における未手術の裂隙（最も大きい例）

を得ず二次手術が適応となるケースがある．高橋[2]は，口蓋裂二次手術を一次手術後の障害の内容から，鼻咽腔閉鎖不全に対する手術，咬合異常と上顎の顎変形に対する手術，鼻口腔瘻に対する閉鎖手術の3つに分類している．

今回，この続報では，Perko 法による二段階口蓋形成術後における二段階目の硬口蓋形成術の術式についてまず言及する．次いで，いかなる口蓋形成術においても言語と顎発育は相反する事象であるので，それを中心に臨床研究の一部と口蓋裂二次手術に至った頻度の臨床評価を報告する．さらに経験から得たスキルへのフィードバックを簡単に述べさせていただく．

Perko 法による二段階口蓋形成術における二段階目の硬口蓋形成術

硬口蓋形成術は，4歳6か月頃に粘膜骨膜弁を用いて行う．その理由として，この頃までに上顎は急速に発育し，成人の約5/6に達している[3]．また骨膜剝離をしても顎発育には影響が少ないと考えられ，さらに6歳で小学校に入学するまで少なくとも1年間以上，徹底的な言語管理を行えるという理由からである．

一段階目の軟口蓋形成術術後，硬口蓋部に残遺した未手術部の裂隙は，硬口蓋形成術を行う4歳6か月頃までに徐々に狭くなり，ほぼ平均的に，図1のような大きさになっている．図2は今までで裂隙が最も大きかったケースである．狭いケースでは，著しく細いスリット状のものもみられて

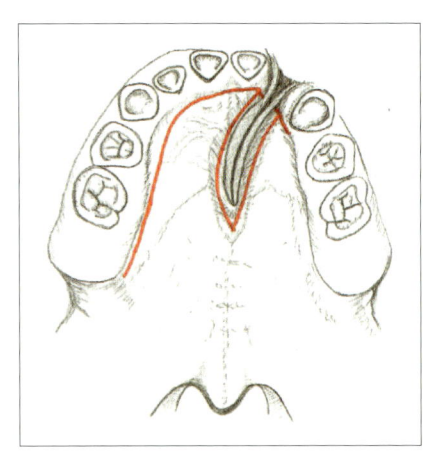

図 3. 二段階目の硬口蓋形成術の設計

いる．しかし，上顎の collapse はほとんど見られない．これに関しては顎発育の節で説明する．言語も，硬口蓋形成術前には，この裂隙から鼻腔に空気が漏れるので，正常な構音全般はこの段階では得られない．しかし，軟口蓋形成術が的確に施行されれば，「カ」行音は，ほぼ適切に構音される．これは，良好な鼻咽腔閉鎖機能の証拠となる．なぜなら「カ」行の構音点が裂隙の後方の軟口蓋であるので，日常臨床でもしばしば経験するし，理論的にも正しい．

1. 設 計（図3）

硬口蓋部破裂縁に沿った切開線（裂隙より後方の硬軟口蓋移行部では軟口蓋に向かって長く紡錘形になるよう）をまず印記し，次いで破裂側ではその前方部から歯槽部に向かう0.7 mm 程度の切開線，非破裂側では，破裂縁前方部から舌側歯槽縁切開を硬口蓋に行い，症例に応じて後臼歯結節部

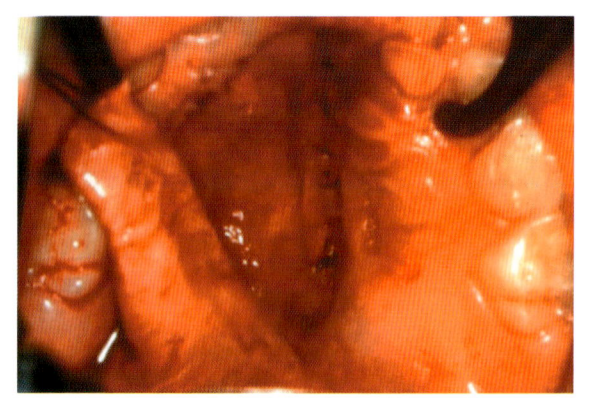

図4. 粘膜骨膜弁の口蓋弁の作製

まで延長させる．両側唇顎口蓋裂では両側の歯槽縁切開を硬口蓋に施す粘膜骨膜弁の印記を行う．

2．粘膜骨膜切開

まず硬口蓋部破裂縁の切開を軟口蓋部から始め，次いで破裂側の歯槽部に向かう0.7 mm程度の切開，最後に非破裂側の口蓋弁作製のための切開を施す．裂隙より後方の硬軟口蓋移行部では軟口蓋に向かっての紡錘形切開の後，詳述するが裂隙辺縁を基部にhinge flapとして前方に回転し，鼻腔側閉鎖に供するのがコツである．

3．粘膜骨膜弁による口蓋弁の形成

緊張の少ない口蓋弁を作製する（図4）．非破裂側の軟口蓋では切開を深めに切りこみ，口腔側の弁を厚く形成する．

4．縫合

鼻腔側閉鎖を，5-0吸収性縫合糸（バイクリル®）で行う．場合によって小さいJ針を用いると縫合が容易になる．次いで口腔側の閉鎖（図5）はバイクリル®ないしナイロン糸で行う．いわゆる2層閉鎖を施す．非破裂側には骨の露出部位ができるので，人工真皮（テルダーミス®）を貼付し，レジン製保護床を装着して手術を終了する．

本手術による口蓋裂二次障害を防止する
スキルへのフィードバック

本手術の顎発育障害，鼻咽腔閉鎖不全，鼻口腔瘻が生じるのを防止するコツないし成功の要諦はいかなるものか．軟口蓋形成術，次いで硬口蓋形成術におけるステップを箇条書きに列記すると，

1．軟口蓋形成術に関連するステップ

① 硬口蓋部粘膜弁の的確な作製
② 口蓋骨後縁の処理
③ 軟口蓋組織の後内方移動を考慮したaponeurosisの処理
④ Z形成による軟口蓋鼻腔側粘膜の延長
⑤ 筋輪形成と口蓋帆の後方移動を兼ねた埋没縫合
⑥ 口蓋垂基部の埋没縫合

の6つが挙げられる．

①と②は他の口蓋裂手術とスキルを異にした微妙な繊細さが求められる本手術の本質と考えられるステップで，鼻咽腔閉鎖機能の獲得と顎発育障害の軽減の両者に関連している．③～⑤は軟口蓋組織および口蓋帆の後方移動（pushback）を図り，鼻咽腔閉鎖機能獲得の根幹にかかわるステップであるが，他の口蓋裂手術法と本質的に変わりのない操作である．最後の⑥は同部にしばしば起こり得る術後の鼻口腔瘻発生を防止する操作

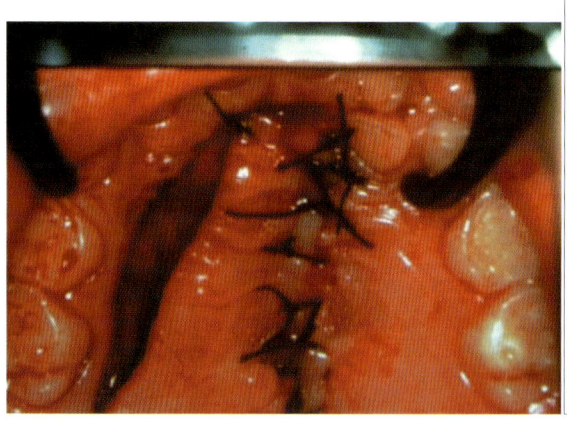

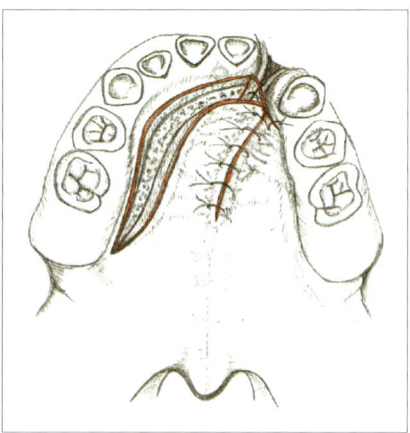

a．口腔内写真　　　　b．口腔側閉鎖のシェーマ

図5. 硬口蓋形成術における口腔側の閉鎖

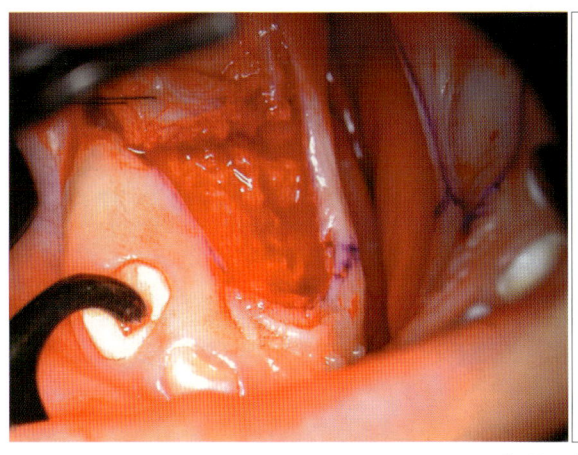

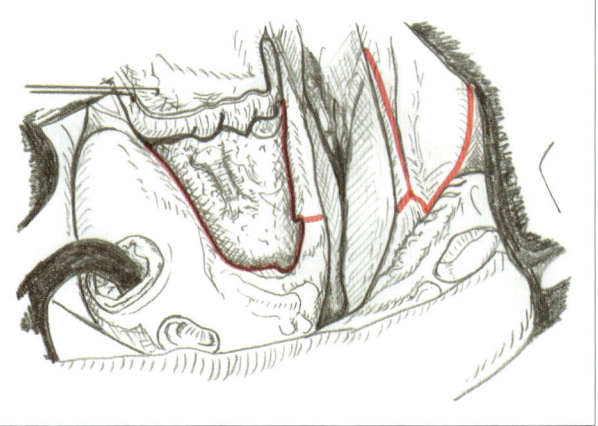

図 6. 破裂側硬口蓋粘膜弁の作製

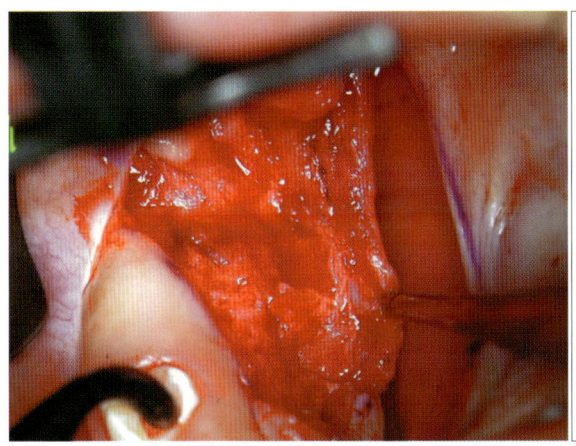

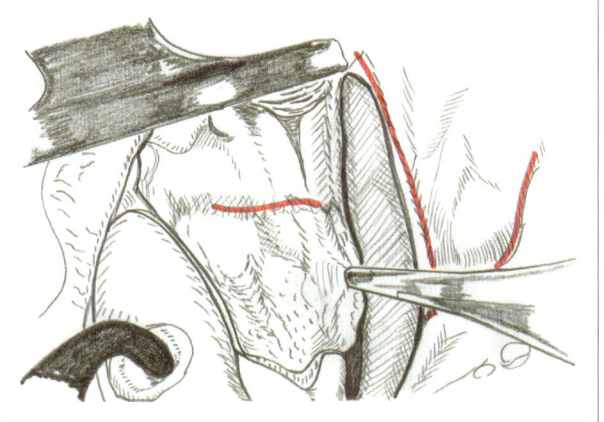

図 7. 粘膜弁作製中における口蓋骨後縁の処理

で，これも他の口蓋裂手術と同様である．

　ここでは，① 硬口蓋部粘膜弁の的確な作製と ② 口蓋骨後縁の処理について具体的に詳述する．他の項目については，PEPARS No. 11[1)]を参照していただきたい．

　① の硬口蓋部粘膜弁の的確な作製(図6)では，厚すぎず，薄すぎない粘膜弁が必要である．厚すぎれば大口蓋血管を切損するし，かつ骨膜が剝離され，粘膜弁でなくなる．薄すぎれば壊死に陥り，残遺した硬口蓋の裂幅は大きくなるとともに瘢痕拘縮で顎発育障害が起こり，さらに軟口蓋は前方に引き戻され，鼻咽腔閉鎖が不良となる．その結果，二段階目の硬口蓋形成術が困難になる．

　② の口蓋骨後縁の処理(図7)では，口蓋弁作製の過程で骨膜上切離が大口蓋神経血管束と思われる部位を越えたら，鋏の先を口蓋骨水平板に向かうよう深い方向に進める．これは粘膜弁の血行不全防止のために必要な操作である．一見，盲目的で，勇気がいる操作であるが，側方に後鼻棘を確認できるので，その前後的位置を目安に操作を進める．粘膜骨膜弁法の経験がない初心者でなければ実行は可能である．口蓋骨水平板後縁に達したならば，後縁の軟組織と骨膜を15番メスあるいは鋏で切離するとともに後鼻棘に付着する口蓋帆挙筋を切離して遊離させる．次に，剝離した破裂縁側縁より，小ラスパで後鼻棘さらに口蓋骨水平板の後縁を周り，鼻腔側の骨膜を広範に剝離するのがここでの操作の要点である．この操作が的確に施されれば，続く aponeurosis part の処理が順調に進められ軟口蓋の後方移動を的確にする．

2．硬口蓋形成術に関連するステップ

① 裂隙より後方の軟口蓋における紡錘形の粘膜弁の設計

② 後の顎裂部骨移植術を考慮した顎裂部付近に

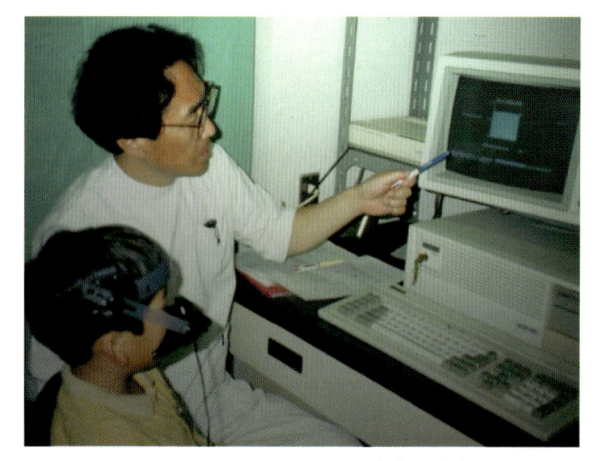

図 8. Nasometer による音声の分析

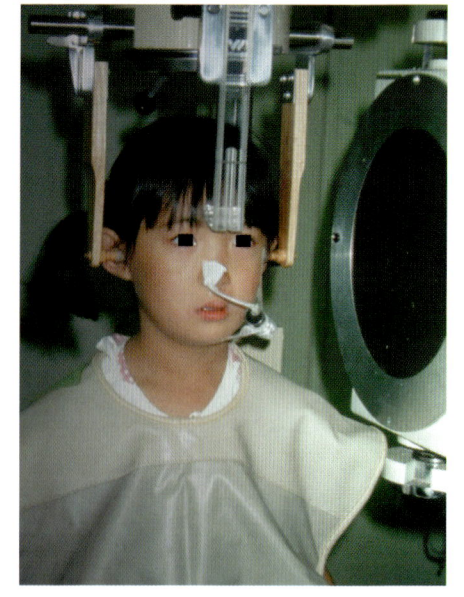

図 9. X 線テレビシステムによる構音器官動態の解析

おける設計
③ 軟口蓋部における口腔側弁を厚くする切開
④ 口腔側を緊張なく閉鎖できる口蓋弁の形成
の4つが挙げられる.

① では, 同部の裂隙辺縁を基部にして, hinge flap として前方に回転すれば, 鼻腔側閉鎖が容易になるからである. 鼻口腔瘻の発生を防止する.

② では, 8歳頃に行う顎裂部骨移植術を考慮して, 顎裂部付近における口腔側閉鎖を口蓋弁のみで使用し, 顎裂部歯槽部の組織を intact にする. その上で, 硬口蓋前方部の裂隙を閉鎖し, 顎裂部の裂隙は大きく残さないようにしておく.

③ は, 口蓋帆挙筋への侵襲を少なくして鼻咽腔閉鎖機能を損なわないようにするとともに, 鼻口腔瘻の発生を防止する.

④ では, 非破裂側における大口蓋神経血管束を十分に口蓋弁から遊離させ, さらに, 後臼歯結節部より内方の apponeurosis 周囲の減張を図ると口腔側を緊張なく閉鎖できる. 裂隙に沿う鼻口腔瘻と顎発育障害を防止する.

本手術における鼻咽腔閉鎖機能と言語

1. 臨床研究

Perko 法による二段階口蓋形成術を施行した患児に対して, 言語の面からは聴覚的に評価判定するだけでなく, Nasometer や X 線テレビシステムなどの機器を用いて鼻咽腔閉鎖機能や構音器官動態などを客観的に評価するのが望ましいとされている[4]ので, 講座ではそれらを用いて分析してきた. 1993年,「二段階口蓋形成術を施行した唇顎口蓋裂児の言語成績, 特に鼻咽腔閉鎖機能について」と, 題する論文を日本口蓋裂学会雑誌に掲載した[5](図8). そこでは, ① 硬口蓋形成術前に認められた開鼻声と会話明瞭度は, 硬口蓋形成術によって明らかに改善した. ② 術後の言語治療により鼻咽腔閉鎖運動が良好となり異常構音は完全に消失した. ③ Perko 法による二段階口蓋形成術が的確に実施され, 系統的な言語訓練が施されるならば, 良好な鼻咽腔閉鎖機能と正常構音が十分に獲得される, との結果を Nasometer と側位セファロ写真を用いて報告した.

さらに, 1997年,「二段階口蓋形成術施行患児の X 線テレビシステムによる構音器官動態の解析」と題する論文を日本口蓋裂学会雑誌に掲載した[6](図9). そこでは, ① 鼻咽腔閉鎖成立時間は硬口蓋形成術によって明らかに短縮し, 鼻咽腔閉鎖距離は術前と比べて著しく増大した. ② Perko 法による二段階口蓋形成術施行後には, 構音運動と鼻咽腔閉鎖運動はともに改善され, 両者の協調性も良好となることが判明した. またその後の言語訓練によってさらに改善され, 正常に近い構音運動が獲得された, との結果を規格化した X 線テレビシステムを用いて報告した.

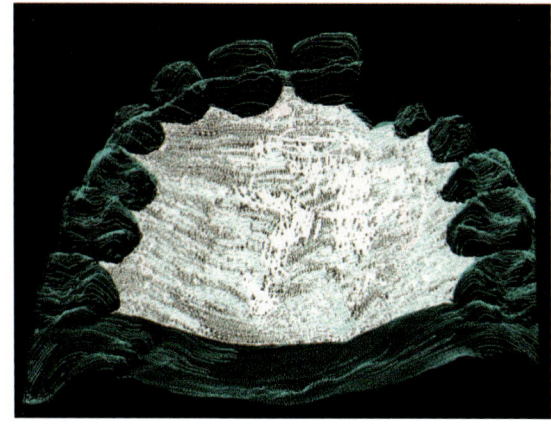

　　　　a．口蓋表面積 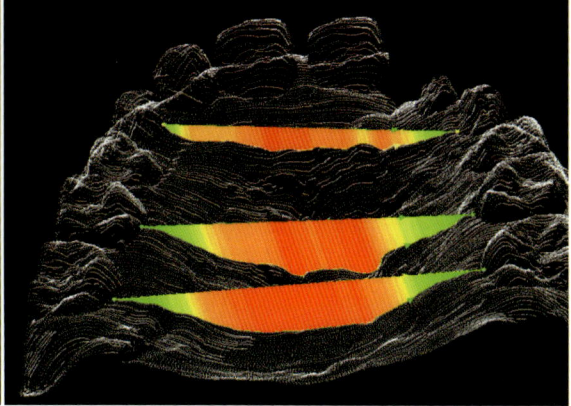　　　　　　　　　　　　　b．口蓋高径
図 10．三次元デジタイザーによる石膏模型の口蓋の計測

　聴覚的判定では，1998 年，日本口蓋裂学会において「当教室における二段階口蓋形成術施行患者の言語成績」と題して，評価所見を発表した[7]．その内容は ① 150 例中 85 例が言語訓練を終了（自然獲得を含む）した．② 調査時期を経るに従い，声門破裂音と鼻咽腔構音は減少するが，口蓋化構音と側音化構音は増加した．③ 言語訓練回数が週 1 回の方が月 1 回の訓練より，明らかに訓練期間は短縮していた，などであった．

　それらの結果を纏めると，二段階口蓋形成術による口蓋裂手術は，初回の軟口蓋形成術における aponeurosis part の処理と軟口蓋の後方移動を的確に実施し，その後，系統的な言語訓練が行われるならば，良好な鼻咽腔閉鎖機能と正常構音が獲得される[7]ことが明らかとなった．さらに鼻咽腔閉鎖運動と構音運動は言語訓練によって協調性がより良好となることが判明した．

2．本手術後に生じた鼻咽腔閉鎖不全に対する二次手術の頻度

　Perko 法による二段階口蓋形成術の二段階目の硬口蓋形成術終了後，成人まで追跡調査が確実に施され，客観的な評価の下で適切な鼻咽腔閉鎖機能の獲得が得られず，二次手術が適応と診断されたのは，143 例中（UCLP 105 例，BCLP 38 例）11 例で，頻度は 7.6％であった[8]．二段階口蓋形成術は顎発育を目指して本来の言語機能獲得を犠牲にする方法との批判もあるが，この頻度は今までの口蓋裂一次手術報告の中で高いものではない．咽頭弁移植術が 8 例，再口蓋形成術併用咽頭弁移植術が 3 例である．咽頭弁移植術は，すべて Hogan 法で，同一術者によって行われていたが，一次手術の術者は複数例であった．

本手術における咬合と顎発育

1．臨床研究

　講座で行ってきた本手術における咬合と顎発育に関する臨床研究は，主に一定の時期における患児の歯を含む上下顎歯槽弓の石膏模型を作製し，咬合や collapse を観察するとともに三次元デジタイザーによる精密な計測を行い，評価するものである．2000 年，「二段階口蓋形成術を施行した片側口唇顎口蓋裂児における口蓋の成長発育に関する計測学的研究」と，題する論文を歯科学報に掲載した[9]（図 10）．その内容は，本手術施行患児 20 名の二段階目である硬口蓋形成術直前，6 歳の時点での硬口蓋形成術後，動的矯正治療開始前の分析を縦断的に行い一期的口蓋形成術と比較したところ，① 本手術施行患児の上顎歯槽弓は，経時的な形態の変化は少なく，良好な歯槽弓が維持されていた．② 硬口蓋形成術後においても，歯槽弓と口蓋は成長発育が認められた．③ 8 歳 6 か月の時点では手術による歯槽弓と口蓋の発育抑制は少なかった．④ 二段階口蓋形成術群は一期的口蓋形成術群（粘膜骨膜弁法）と比べ，大きくて深い口蓋を示していた，との結果であった．

　さらに，本手術を施行した患児の動的治療時，

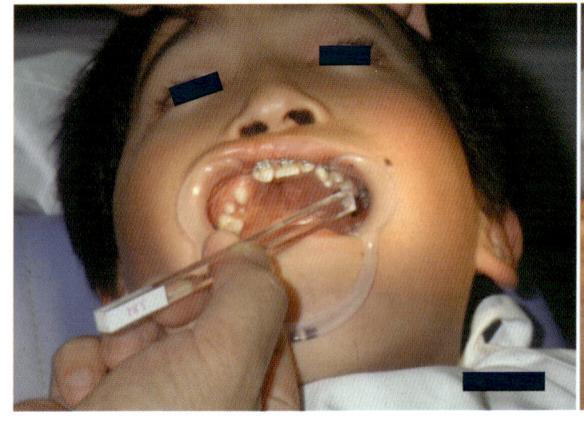

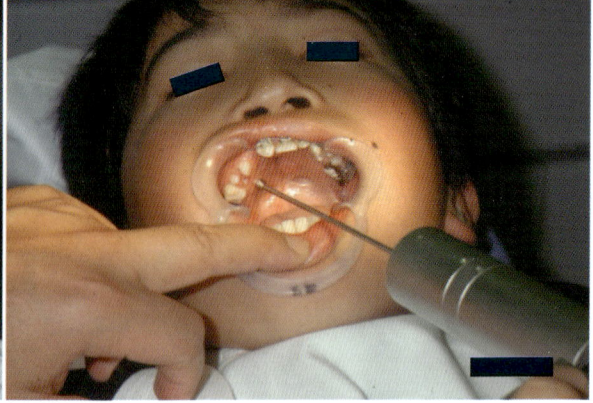

a．SW知覚テスター　　　　　　　　　　　　　b．振動覚計

図11．口蓋表面知覚検査

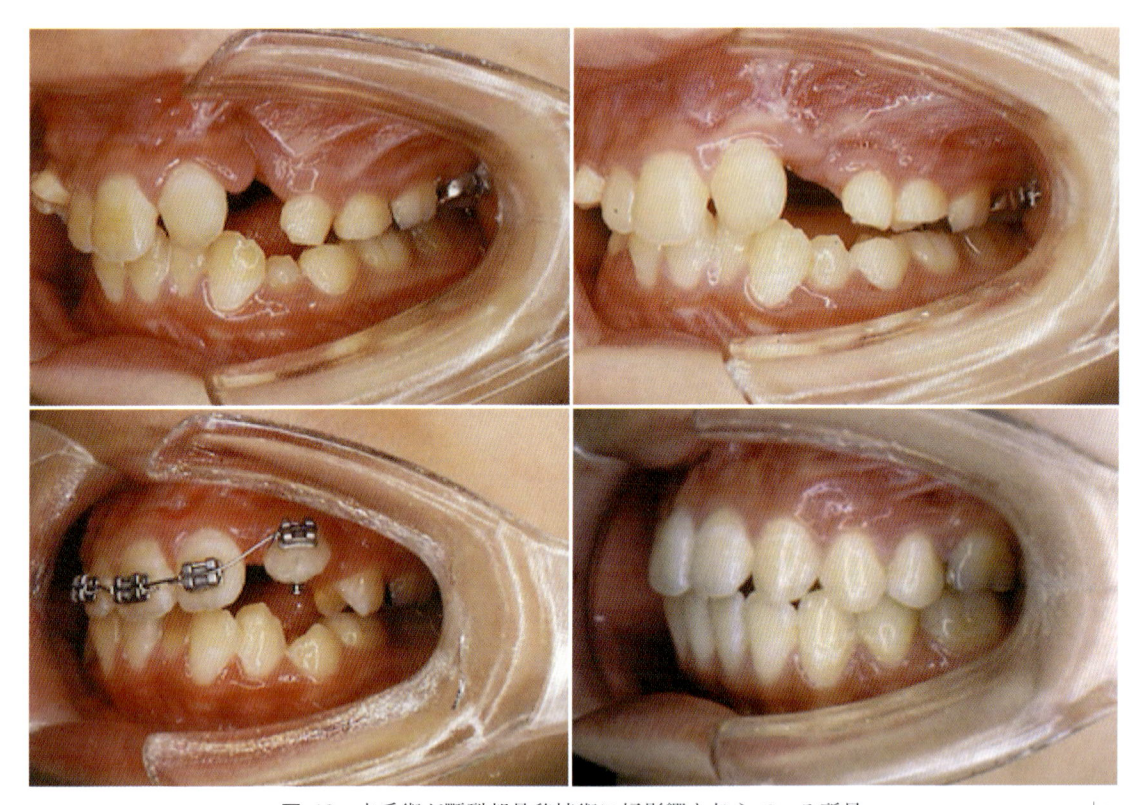

図12．本手術が顎裂部骨移植術に好影響を与えている所見
a：顎裂部骨移植術前　　　　b：顎裂部骨移植術後3か月
c：顎裂部骨移植術後12か月　d：顎裂部骨移植術後12年

a	b
c	d

本格矯正治療開始時，本格矯正治療終了後の状態の分析を終え，現在，外国雑誌に投稿中である．二重投稿の誹りを受けないために簡単に記載する．

その内容を要約すると，粘膜骨膜弁法による一期的口蓋形成術群と比べて反対咬合やalveolar collapseの程度は軽く，歯槽形態が損なわれることが少ないことが明らかとなった．さらに，良好な咬合と大きくて深い口蓋を示していた．したがって，二段階口蓋形成術では手術による顎発育抑制は少なく，顎発育よりみた本手術法の有用性が示された．臨床的には，術後の上顎歯槽弓が良好であるので床型矯正装置が不必要になるばかりか，一期的口蓋形成手術群と比べて本格的矯正治療を早く終えられている[10]．

2．本手術後に生じた顎変形に対する二次手術の頻度

一貫治療の下，本手術を行った片側唇顎口蓋裂患者164名のうち Hellman の dental age ⅢA の時期より，矯正治療を開始して追跡調査をし得た68例中，最終的に顎矯正手術に至ったのは4例(5.9％)であった．理想咬合を得るための前後的距離が大きい2例に Le Fort Ⅰ型骨切り術が施行されたが，顎態分析を行ったところ4例とも上顎骨の著しい劣成長によるものではなかった．実態は下顎の過成長，巨舌や舌突出癖による開咬や治療期間の短縮希望によるものであった[11]．したがって本手術そのものによる上顎骨への影響により顎矯正手術を行うことはほとんどないと言える．

本手術後の鼻口腔瘻の出現と口蓋表面知覚

講座では，1994年，本手術後5か月から8年経過した76名について鼻口腔瘻の出現を視診だけでなく，ゾンデとエアフラッシュにより調査し，「二段階口蓋裂手術における硬口蓋形成術後の鼻口腔瘻について」と題した発表を行った[12]．その結果，①視診により瘻孔と認められたのは76名中5名(6.6％)に過ぎなかった．②それ以外はエアーにより確認し得たものであり，形状はピンホールないし裂溝状で，部位はすべて顎裂部周辺であった．③鼻口腔瘻の出現は今までの報告の中では著しく少ないと思われる．一般的に口蓋裂術後患者にみられる鼻口腔瘻周辺は瘢痕組織が多く，鼻口腔瘻発生との関連があるように思われる．つまり正常でなくなった組織に生じ得る．

瘢痕が多ければ，口蓋表面知覚が鈍くなると考えられる．講座では，1998年，SW 知覚テストと振動覚計を用いて口蓋裂患者と正常人を対象として口蓋表面知覚を測定し「Palatal Surface Sensation by Neuro-Sensory Tests」と題する論文を発表した[13]（図11）．そこで，口蓋裂患者の触覚は，対照(正常)より鈍い傾向が認められ，特に raw area の部位の小臼歯歯槽部で明らかであった．この原因として瘢痕形成が考えられた．音声言語は聴覚，口腔感覚と構音運動および脳活動との間のフィードバック機構により自己調整されていて，これらの一部に異常をきたした場合には構音運動に障害が生じると言われている[14]．したがって，この研究結果から硬口蓋前方部の瘢痕が少ない二段階口蓋形成術は，音声言語の表出の観点からも好都合であることが示唆された．

本手術と顎裂部骨移植術との関連

唇顎口蓋裂は破裂側の側切歯が欠如していることが多いので，一次手術から一貫治療を行っている多くの医療機関では，非補綴的に顎裂部を閉鎖する場合，Boyne[15]が発表した，いわゆる Hellman dental age ⅢB の時期に顎裂部骨移植術を行っている．その結果，矯正歯科との共同治療の下，未萌出の犬歯を顎裂部に誘導して連続した上顎歯槽弓が得られるようになった．

Perko 法による二段階口蓋形成術は，前述したように硬口蓋前方部における鼻口腔瘻発生の頻度が少なく，また上顎骨の成長障害が軽度で segment の cross bite が生じる頻度が少ないことから，顎裂部骨移植術の術中操作に好影響を与えている．さらに本手術は，粘膜骨膜弁法の一期法と比べて深くて大きい口蓋を示し，反対咬合の程度が軽い[10]ので，下顎切歯との正被蓋が得られやすい．その結果，顎裂部骨移植術後には矯正治療を容易にして犬歯が良好に顎裂部に配列され，形の良い上顎歯槽弓と咬合の完成に役立つと考えている（図12）．

Boyne が提唱して以来，この時期に行う顎裂部骨移植術は，ほぼ世界的な標準となっている．しかし，Hellman dental age ⅢB の時期の未萌出犬歯は根未完成でもあり，未萌出犬歯がどのような状態が最適な結果を得ることができるかは不明である．最適とは，骨移植後の骨形成が良好なことでもあるが，今までの X 線による評価では妥当性と信頼性に乏しい．

講座では2012年，「Postoperative Evaluation of Grafted Bone in Alveolar Cleft Using Three-

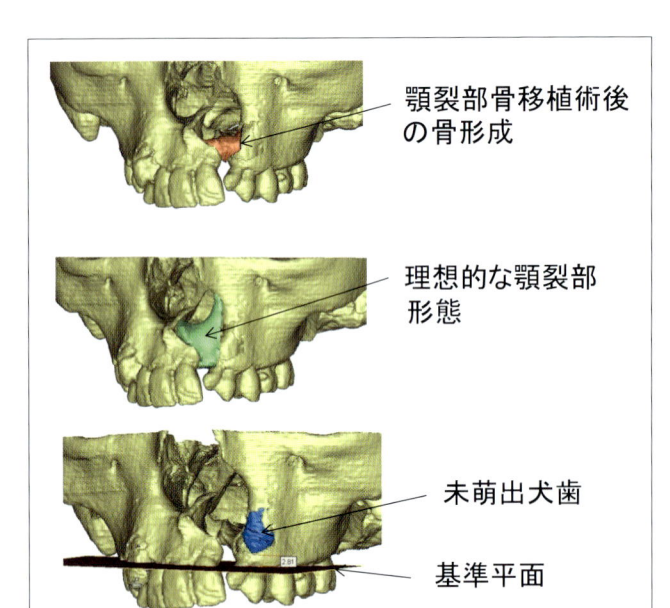

図 13. 三次元 CT による顎裂部骨移植における術後評価

Dimensional Computed Tomography Data」と題する論文を CPCJ に掲載した[16]（図 13）．そこで，顎裂部骨移植術の術前と術後の三次元データを重ね合わせして顎裂部の定量的な評価をするとともに，移植後に形成された骨を目的変数にし，未萌出の犬歯の位置，犬歯の長さ，顎裂の幅，骨移植年齢を説明変数として段階的重回帰分析を行った．その結果，犬歯の位置のみが形成された移植骨と有意に相関関係を示した．つまり，顎裂部骨移植術の最適な時期は，未萌出犬歯の位置が alveolar plane に近い時，すなわち萌出直前であることが示された．

引用文献

1) 内山健志, 中野洋子, 須賀賢一郎：【口蓋裂初回手術のコツ】Perko 法による二段階口蓋形成術. PEPARS. **11**：52-60, 2006.
2) 高橋庄二郎：口蓋裂の二次手術. 歯科ジャーナル. **7**：165-171, 1978.
3) Graber, T. M.：Craniofacial morphology in cleft palate and cleft lip deformities. Surg Genec Obst. **88**：359-369, 1949.
4) 内山健志, 小枝弘実, 棟方直子ほか：口蓋裂患者の鼻咽腔閉鎖機能を評価する各種検査法の特徴. 歯科学報. **99**：641-656, 1999.
5) 小枝弘実：二段階口蓋形成術を施行した唇顎口蓋裂児の言語成績，特に鼻咽腔閉鎖機能について. 日口蓋誌. **18**：79-106, 1993.
6) 渡辺 一, 重松知寛, 内山健志：二段階口蓋形成術施行患児の X 線テレビシステムによる構音器官動態の解析. 日口蓋誌. **22**：108-123, 1997.
7) 中野洋子, 内山健志ほか：当教室における二段階口蓋形成術施行患者の言語成績(抄). 日口蓋誌. **23**：1998.
8) Shibui, T., Suga, K., Nakano, Y., Uchiyama, T.：Frequency of secondary surgery of cleft palate patient who using Perko's two-step palatoplasty in our clinic. The 7th International & 10th National Conference on Oral and Maxillofacial Surgery, Xian, China, 2012.
9) 本橋佳子, 内山健志：二段階口蓋形成術を施行した片側口唇顎口蓋裂児における口蓋の成長発育に関する計測学的研究. 歯科学報. **100**：93-113, 2000.
10) Uchiyama, T., Eriguchi, M., Suga, K., Sakamoto, T., et al.：The growth of palate in unilateral cleft lip and palate patients undergoing the modified Perko's two-stage palatoplasty and the surgical technique. Asian Pacific Cleft Lip and Palate/Craniofacial Congress 2011 and Australian Cleft Lip and Palate Association, Perth, Australia, 2011.
11) 中野洋子, 坂本輝雄, 須賀賢一郎, 内山健志ほか：二段階口蓋形成術を行った片側性唇顎口蓋裂患者において顎矯正手術を施行した症例についての検討. 日口蓋誌. **35**：270-278, 2010.
12) 内山健志, 中野洋子ほか：二段階口蓋裂手術における硬口蓋形成術後の鼻口腔瘻について(抄). 日口腔会誌. **43**：832, 1994.
13) Uchiyama, T., Nakano, Y., Koeda, H.：Measurement of palatal surface sensation by neurosensory tests in post-operative cleft palate patients. Bull Tokyo Dent Coll. **39**：243-249, 1998.
14) 塩見周平, 内山健志：実験的口腔異常感覚による音声変化の音響分析. 音声言語医学. **47**(3)：276-282, 2006.
15) Boyne, P. J., Sands, N. R.：Secondary bone grafting of residual alveolar and palatal clefts. J Oral Surg. **30**：87-92, 1972.
16) Yoshida, S., Suga, K., Sakamoto, T., Uchiyama, T., et al.：Postoperative evaluation of grafted bone in alveolar cleft using three-dimensional computed data. Cleft Palate Craniofac J. 2012 Feb 8. doi/10.1597/11-062[Epub ahead of print].

第41回日本熱傷学会総会・学術集会

第41回日本熱傷学会総会・学術集会を下記のごとく開催いたします．会員の皆様ならびに熱傷医療・学術研究にかかわる方々の多数のご参加をお待ち申し上げます．

会　期：平成27年6月18日（木）～6月19日（金）
　　※6月17日（水）に理事会，社員総会，学術講習会などを開催
　　6月19日（金）にPBEC講習会を開催予定
　　6月20日（土）にABLS講習会を開催予定
会　長：横尾和久（愛知医科大学形成外科教授）
会　場：名古屋観光ホテル
　　〒460-8608　名古屋市中区錦1-19-30
　　TEL：052-231-7711（代表）
　　URL：http://www.nagoyakankohotel.co.jp

メインテーマ：Plus Ultra—その先の熱傷医療をめざして

内　容：
1）特別講演
　　Rajiv Sood 先生
　　　　（インディアナ大学形成再建外科教授）
　　Huan Jing-ning 先生（上海交通大学瑞金医院焼傷整形科教授）
2）教育講演
　　渡辺秀人先生（愛知医科大学分子医科学研究所教授）
3）招待講演
　　野田　隆先生（日本旅行作家協会理事）
4）シンポジウム
　1．培養表皮移植の生着率向上をめざして（公募・一部指定）
　2．重症熱傷における真菌感染対策（公募・一部指定）
　3．熱傷のプレホスピタルケア（公募・一部指定）
　4．毎日の熱傷処置における問題点と工夫（公募・一部指定）
5）一般演題（口演）
6）各種セミナー等

演題募集期間：平成26年10月31日（金）～平成27年1月16日（金）正午

演題提出方法：インターネットによるオンライン演題募集
　　URL　http://www.marobon.com/jsbi41/

なお，学術講習会，スキンバンク摘出・保存講習会，ABLS講習会，PBEC講習会についても，上記URLからオンラインで2014年12月1日（月）より申し込み受け付け予定

主催事務局：愛知医科大学形成外科
　　〒480-1195　愛知県長久手市岩作雁又1-1
　　TEL：0561-62-3311　FAX：0561-63-4799
　　事務局長：平松　幸恭
　　副事務局長：米山　尚子

第39回日本口蓋裂学会総会・学術集会

日　時：平成27年5月21日（木）・22日（金）
会　長：吉本信也（昭和大学医学部形成外科学講座主任教授）
会　場：シェーンバッハ・サボー（砂防会館）
　　〒102-0093　東京都千代田区平河町2-7-5
メインテーマ：師日く
学会ホームページ：http://jcpa39.umin.jp/index.html
演題募集：平成26年12月16日（火）～平成27年1月7日（水）正午まで
抄録締切：平成27年1月14日（水）正午
事前参加登録期間：平成27年1月14日（水）～4月15日（水）

主催事務局：昭和大学医学部形成外科学講座
　　〒142-8666　東京都品川区旗の台1-5-8
　　TEL：03-3784-8548　FAX：03-3784-9183
　　事務局長　土佐　泰祥

運営事務局：株式会社サンプラネット　メディカルコンベンション事業部
　　〒112-0012　東京都文京区大塚3-5-10　住友成泉小石川ビル7階
　　TEL：03-5940-2614　FAX：03-3942-6396
　　E-mail：jcpa39@sunpla-mcv.com

FAXによる注文・住所変更届け

改定：2012年9月

　毎度ご購読いただきましてありがとうございます．
　読者の皆様方に小社の本をより確実にお届けさせていただくために，FAXでのご注文・住所変更届けを受けつけております．この機会に是非ご利用ください．

◎ご利用方法
　FAX専用注文書・住所変更届けは，そのまま切り離してFAX用紙としてご利用ください．また，注文の場合手続き終了後，ご購入商品と郵便振替用紙を同封してお送りいたします．**代金が5,000円をこえる場合，代金引換便とさせて頂きます．**その他，申し込み・変更届けの方法は電話，郵便はがきも同様です．

◎代金引換について
　本の代金が5,000円をこえる場合，代金引換（ヤマト運輸）とさせて頂きます．配達員が商品をお届けした際に，現金またはクレジットカード・デビットカードにて代金を配達員にお支払い下さい（本の代金＋消費税＋送料）．（※年間定期購読と同時に5,000円をこえるご注文を頂いた場合は代金引換とはなりません．郵便振替用紙を同封して発送いたします．代金後払いという形になります．送料は定期購読を含むご注文の場合は頂きません）

◎年間定期購読のお申し込みについて
　年間定期購読は，1年分を前金で頂いておりますため，代金引換とはなりません．郵便振替用紙を本と同封または別送いたします．送料無料，また何月号からでもお申込み頂けます．
　毎年末，次年度定期購読のご案内をお送りいたしますので，定期購読更新のお手間が非常に少なく済みます．

◎住所変更届けについて
　年間購読をお申し込みされております方は，その期間中お届け先が変更します際，必ずご連絡下さいますようよろしくお願い致します．

◎取消，変更について
　取消，変更につきましては，お早めにFAX，お電話でお知らせ下さい．
　返品は，原則として受けつけておりませんが，返品の場合の郵送料はお客様負担とさせていただきます．その際は必ず小社へご連絡ください．

◎ご送本について
　ご送本につきましては，ご注文がありましてから約1週間前後とみていただきたいと思います．お急ぎの方は，ご注文の際にその旨をご記入ください．至急送らせていただきます．2〜3日でお手元に届くように手配いたします．

◎個人情報の利用目的
　お客様から収集させていただいた個人情報，ご注文情報は本サービスを提供する目的（本の発送，ご注文内容の確認，問い合わせに対しての回答等）以外には利用することはございません．

　その他，ご不明な点は小社までご連絡ください．

株式会社 全日本病院出版会　〒113-0033 東京都文京区本郷 3-16-4-7F
電話 03(5689)5989　FAX 03(5689)8030　郵便振替口座 00160-9-58753

FAX 専用注文書

皮膚・形成 1412　　　年　月　日

○印	雑誌・書籍名	定価(税込)	冊数
	PEPARS 年間定期購読お申し込み（送料弊社負担） 2015年1月～12月（No. 97～108；年間12冊）	41,040円	
	PEPARS No. 87 眼瞼の美容外科 手術手技アトラス	5,400円	
	PEPARS No. 75 ここが知りたい！顔面のRejuvenation—患者さんからの希望を中心に—	5,400円	
	PEPARS No. 51 眼瞼の退行性疾患に対する眼形成外科手術	5,400円	
	PEPARS バックナンバー（号数とご入り用の冊数をご記入ください） No.		
	Monthly Book Derma. 年間定期購読お申込み（送料弊社負担） 2015年1月～12月（No. 226～238；年間13冊）	40,716円	
	MB Derma. No. 223 理路整然 体系化ダーモスコピー	5,184円	
	MB Derma. No. 216 初歩から学べる皮膚科検査の実際	5,832円	
	MB Derma. バックナンバー（号数とご入り用の冊数をご記入ください） No.		
	Monthly Book OCULISTA 年間定期購読お申し込み（送料弊社負担） 2015年1月～12月（No. 22～33；計12冊）	38,880円	
	超アトラス眼瞼手術—眼科・形成外科の考えるポイント— 新刊	10,584円	
	実践アトラス 美容外科注入治療 新刊	8,100円	
	見逃さない！骨・軟部腫瘍外科画像アトラス	6,480円	
	医療・看護・介護のための睡眠検定ハンドブック	3,240円	
	イチからはじめる美容医療機器の理論と実践	6,480円	
	見落とさない！見間違えない！この皮膚病変	6,480円	
	アトラスきずのきれいな治し方 改訂第二版	5,400円	
	図説 実践手の外科治療	8,640円	
	腋臭症・多汗症治療実践マニュアル	5,832円	
	匠に学ぶ皮膚科外用療法	7,020円	
	使える皮弁術—適応から挙上法まで— 上巻	12,960円	
	使える皮弁術—適応から挙上法まで— 下巻	12,960円	
	目で見る口唇裂手術	4,860円	
	多血小板血漿（PRP）療法入門	4,860円	
	瘢痕・ケロイド治療ジャーナル　No.		

お名前：フリガナ　　㊞　　　診療科：

ご送付先：〒　－
□自宅　□お勤め先

電話番号：　　　　　□自宅　□お勤め先

バックナンバー・書籍合計 5,000円以上のご注文は代金引換発送になります

—お問い合わせ先—
㈱全日本病院出版会営業部
電話 03(5689)5989
FAX 03(5689)8030

FAX 03-5689-8030
全日本病院出版会行

　　　　　　　　　　　　　　　　　　　　　年　月　日

住所変更届け

お名前	フリガナ
お客様番号	毎回お送りしています封筒のお名前の右上に印字されております8ケタの番号をご記入下さい。
新お届け先	〒　　　　都道府県
新電話番号	（　　　）
変更日付	年　月　日より　　　月号より
旧お届け先	〒

※ 年間購読を注文されております雑誌・書籍名に✓を付けて下さい。
- ☐ Monthly Book Orthopaedics（月刊誌）
- ☐ Monthly Book Derma.（月刊誌）
- ☐ 整形外科最小侵襲手術ジャーナル（季刊誌）
- ☐ Monthly Book Medical Rehabilitation（月刊誌）
- ☐ Monthly Book ENTONI（月刊誌）
- ☐ PEPARS（月刊誌）
- ☐ Monthly Book OCULISTA（月刊誌）

FAX 03-5689-8030
全日本病院出版会行

PEPARS バックナンバー

2007年
- No. 14 縫合の基本手技 【増大号】
  編集／山本有平

2010年
- No. 37 穿通枝皮弁マニュアル 【増大号】
  編集／木股敬裕
- No. 40 手の外傷
  編集／石川浩三
- No. 41 褥瘡治療のチームアプローチ
  編集／川上重彦
- No. 43 眼瞼形成手技―私の常用する手技のコツ―
  編集／吉村陽子
- No. 44 爪治療マニュアル
  編集／大西 清
- No. 45 アンチエイジング美容医療 最前線
  編集／青木 律
- No. 46 体表悪性腫瘍の部位別治療戦略
  編集／橋本一郎

2011年
- No. 49 口唇部周囲の組織欠損
  編集／四ッ柳高敏
- No. 51 眼瞼の退行性疾患に対する眼形成外科手術 【増大】
  編集／村上正洋・矢部比呂夫
- No. 52 乳房再建術 私の方法
  編集／矢野健二
- No. 53 胸壁・腹壁欠損の再建
  編集／小林誠一郎
- No. 54 形成外科手術 麻酔パーフェクトガイド
  編集／渡辺克益
- No. 57 下肢組織欠損の修復
  編集／田中克己
- No. 58 Local flap method
  編集／秋元正宇
- No. 59 会陰部周囲の形成外科
  編集／光嶋 勲
- No. 60 悪性腫瘍切除後の頭頸部再建のコツ
  編集／櫻庭 実

2012年
- No. 61 救急で扱う顔面外傷治療マニュアル
  編集／久徳茂雄
- No. 62 外来で役立つ にきび治療マニュアル
  編集／山下理絵
- No. 63 日常形成外科診療における私の工夫
  ―術前・術中編― 【増大号】
  編集／上田晃一
- No. 64 いかに皮弁をきれいに仕上げるか―私の工夫―
  編集／村上隆一
- No. 65 美容外科的観点から考える口唇口蓋裂形成術
  編集／百束比古
- No. 66 Plastic Handsurgery 形成手外科
  編集／平瀬雄一
- No. 67 ボディの美容外科
  編集／倉片 優
- No. 68 レーザー・光治療マニュアル
  編集／清水祐紀
- No. 69 イチから始めるマイクロサージャリー
  編集／上田和毅
- No. 70 形成外科治療に必要なくすりの知識
  編集／宮坂宗男
- No. 71 血管腫・血管奇形治療マニュアル
  編集／佐々木 了
- No. 72 実践的局所麻酔―私のコツ―
  編集／内田 満

2013年
- No. 73 形成外科におけるMDCTの応用
  編集／三鍋俊春
- No. 74 躯幹の先天異常治療マニュアル
  編集／野口昌彦
- No. 75 ここが知りたい！顔面のRejuvenation
  ―患者さんからの希望を中心に― 【増大号】
  編集／新橋 武
- No. 76 Oncoplastic Skin Surgery―私ならこう治す！
  編集／山本有平
- No. 77 脂肪注入術と合併症
  編集／市田正成
- No. 78 神経修復法―基本知識と実践手技―
  編集／柏 克彦
- No. 79 褥瘡の治療 実践マニュアル
  編集／梶川明義
- No. 80 マイクロサージャリーにおける合併症とその対策
  編集／関堂 充
- No. 81 フィラーの正しい使い方と合併症への対応
  編集／征矢野進一
- No. 82 創傷治療マニュアル
  編集／松崎恭一
- No. 83 形成外科における手術スケジュール
  ―エキスパートの周術期管理―
  編集／中川雅裕
- No. 84 乳房再建術 update
  編集／酒井成身

2014年
- No. 85 糖尿病性足潰瘍の局所治療の実践
  編集／寺師浩人
- No. 86 爪―おさえておきたい治療のコツ―
  編集／黒川正人
- No. 87 眼瞼の美容外科 手術手技アトラス 【増大号】
  編集／野平久仁彦
- No. 88 コツがわかる！形成外科の基本手技
  ―後期臨床研修医・外科系医師のために―
  編集／上田晃一
- No. 89 口唇裂初回手術
  ―最近の術式とその中期的結果―
  編集／杠 俊介
- No. 90 顔面の軟部組織損傷治療のコツ
  編集／江口智明
- No. 91 イチから始める手外科基本手技
  編集／高見昌司
- No. 92 顔面神経麻痺の治療 update
  編集／田中一郎
- No. 93 皮弁による難治性潰瘍の治療
  編集／亀井 譲
- No. 94 露出部深達性熱傷・後遺症の手術適応と治療法
  編集／横尾和久
- No. 95 有茎穿通枝皮弁による四肢の再建
  編集／光嶋 勲

各号定価3,240円。但し、No. 14, 37, 51, 63, 75, 87は増大号のため、定価5,400円。
2015年定期購読料（通常号11冊、増大号1冊）41,040円
（2014年12月現在）
本頁に掲載されていないバックナンバーにつきましては、弊社ホームページ（http://www.zenniti.com）をご覧下さい。

click

全日本病院出版会　検索

次号予告

陰圧閉鎖療法の理論と実際

No. 97（2015年1月号）

編集／久留米大学教授　清川兼輔

I. 総論

創面に対する陰圧の効果（理論）と
　至適陰圧……………………伊東　大ほか
局所陰圧閉鎖療法におけるフィラー
　の種類と適応………………浅野　隆之ほか
陰圧をかけるシステムの比較
　（V.A.C.®, RENASYS®, PICO®, SNaP®）
　……………………………島田　賢一
陰圧をかけにくい部位に対する
　工夫と理論…………………石原　康裕ほか

II. 各論

上肢に対する陰圧閉鎖療法
　―植皮の固定としての陰圧閉鎖療法―
　……………………………川上　善久ほか
下肢における NPWT ……………濱本　有祐ほか
腹部領域における陰圧閉鎖療法…澁谷　暢人ほか
縦隔炎・胸骨骨髄炎における陰圧
　閉鎖療法の実際……………榊原　俊介ほか
当科における慢性膿胸に対する
　治療戦略……………………井野　康ほか
背部・臀部における陰圧閉鎖療法
　……………………………安田　浩

掲載広告一覧

株式会社チャールズ・ラボラトリーズ　前付4

No.96　編集企画：
　土佐泰祥　昭和大学准教授

編集顧問：栗原邦弘　東京慈恵会医科大学前教授
　　　　　中島龍夫　慶應義塾大学名誉教授
編集主幹：百束比古　日本医科大学教授
　　　　　光嶋　勲　東京大学教授
　　　　　上田晃一　大阪医科大学教授

PEPARS No. 96

2014年12月10日発行（毎月1回10日発行）
定価は表紙に表示してあります．
Printed in Japan

発行者　末　定　広　光
発行所　株式会社　全日本病院出版会
〒113-0033　東京都文京区本郷3丁目16番4号
電話（03）5689-5989　Fax（03）5689-8030
郵便振替口座 00160-9-58753

印刷・製本　三報社印刷株式会社　　電話（03）3637-0005
広告取扱店　㈱日本医学広告社　　　電話（03）5226-2791

© ZEN・NIHONBYOIN・SHUPPANKAI, 2014

・本誌に掲載する著作物の複製権・翻訳権・上映権・譲渡権・公衆送信権（送信可能化権を含む）は株式会社全日本病院出版会が保有します．
・JCOPY ＜（社）出版者著作権管理機構　委託出版物＞
本誌の無断複写は著作権法上での例外を除き禁じられています．複写される場合は，そのつど事前に，（社）出版者著作権管理機構（電話 03-3513-6969，FAX 03-3513-6979，e-mail: info@jcopy.or.jp）の許諾を得てください．
・本誌をスキャン，デジタルデータ化することは複製に当たり，著作権法上の例外を除き違法です．代行業者等の第三者に依頼して同行為をすることも認められておりません．